食事療法はじめの一歩シリーズ

胃を失ったあとの後遺症を防ぐ!

胃がん手術後の安心ごはん

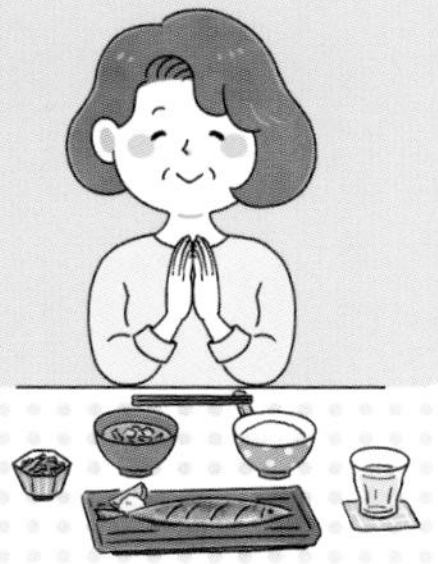

女子栄養大学出版部

がんは治ったはずなのに、食事をとるとつかえて苦しい、動悸《どうき》やめまいがする、手足がしびれるなどの原因不明の体調不良に悩まされることがあります。本書は、胃切除後の後遺症についての理解を深めるのに役立ちます。

胃切除後、何年たっても体調が悪い

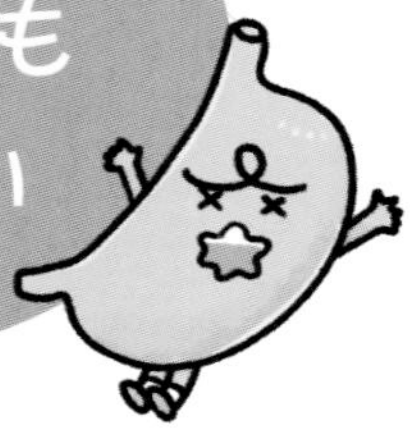

おすすめです

体重を戻し、体力を回復させたい

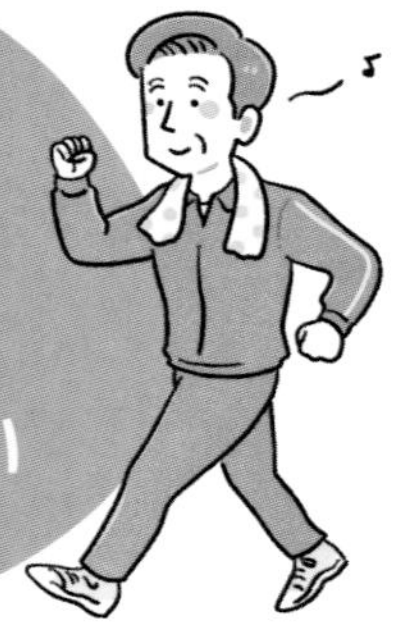

しっかり食べて体力をつけたいのに食欲が湧かない、病的にやせてしまったという人も見られます。これを解消するためには「食べ方リハビリ」を身につけることが重要です。体重減少を起こさない食べ方について解説します。

本書を手にしたかたへ

近年、胃がんは早期発見、早期治療により、〝がん〟そのものの治癒率が飛躍的に向上しています。しかも医療技術の進歩により、患者さんの入院期間は短くなり、手術による精神的苦痛、肉体的苦痛も激減。結果的に、かつての大病感や重病感は薄れてきました。

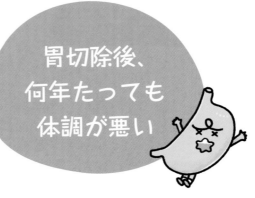

その一方、「胃を失う」ことが手術後にもたらすさまざまなトラブル（後遺症）については、「がんが治った！」という満足感に隠され、ややもすると、がまんできる、あるいはがまんすべき副次的症状として、医療者も本人も軽視しがちです。手術前、胃切除後に起こりうる症状についての説明と対処法の指導を一応は受けるものの、手術後の後遺症は個々の患者さんで異なり、経過年数によっても多種多様です。より綿密な食事指導や情報の提供が必要ですが、5年、10年と年数がたつと、患者さん自身ですら「胃を失った＝胃

胃を切除すると、食欲をつかさどるホルモンが分泌されなくなります。「もう食べられない」「食べたくない」。でもがんばらないと…では、つらさが増すばかり。まずは食べたい気持ちを呼び覚ますことがたいせつです。無理なく食に向き合うためのコツやヒントについてご紹介します。

おいしそうだな、食べたいな。この感覚をとり戻したい

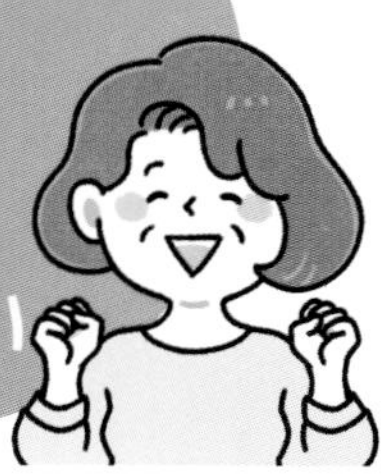

この本は、こんな人に

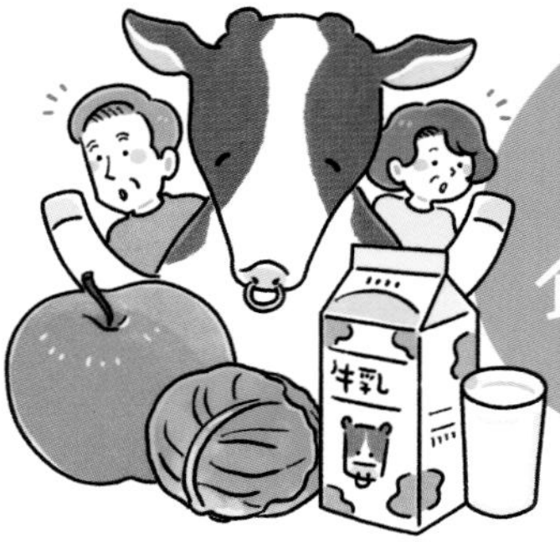

消化がよい食事を知りたい

どのような食材を選べばよいのか、消化を助ける調理のコツや食べ方は？など、消化不良を起こさない情報やレシピが満載です。

なし病」との関連に気づかずに悩み続け、ドクターショッピングを続けることになりかねません。

「胃なし病」の初期に対応するため、2010年に『胃手術後の100日レシピ』（女子栄養大学出版部）を出版しましたが、胃がん治療の進歩が大きくなり、生存率が改善すればするほど、これまでは気づかなかった新しい形のトラブルが顕在化しています。改めて、病態の解明と毎日の食生活や栄養管理の重要性が認識されています。

本書は、医療と料理、医食同源に深く切り込み、なおかつ「胃」がいかに人間の加齢性変化そのものにかかわっており、日常の料理に具体的に反映させるかを明らかにした労作であると、監修者として自負しております。読者の皆さまが充分に活用してくださるようお願いいたします。

東京慈恵会医科大学客員教授

青木照明

CONTENTS

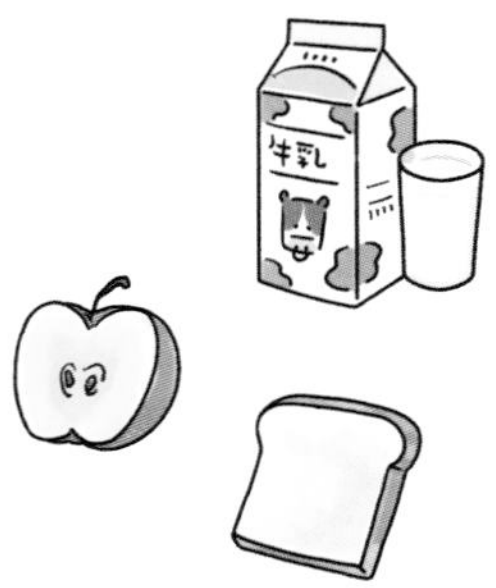

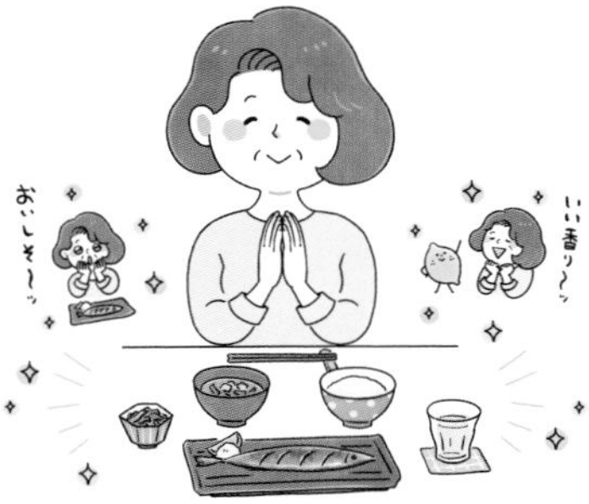

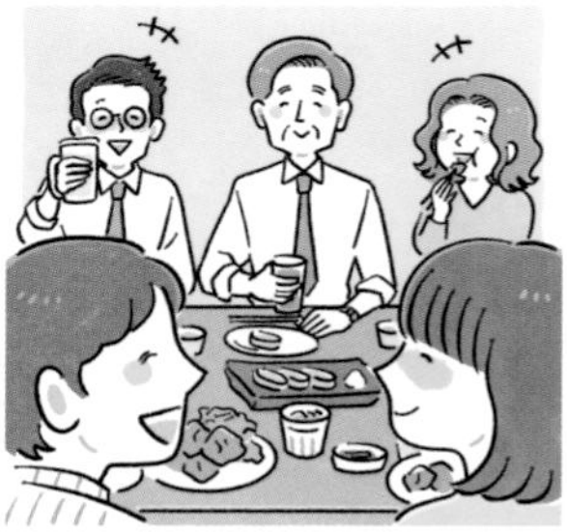

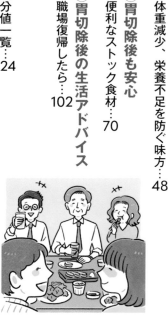

本書の使い方

1人分のエネルギー、たんぱく質、塩分などを表示（くわしくは下記）。

単品レシピに加え、献立例もあり。

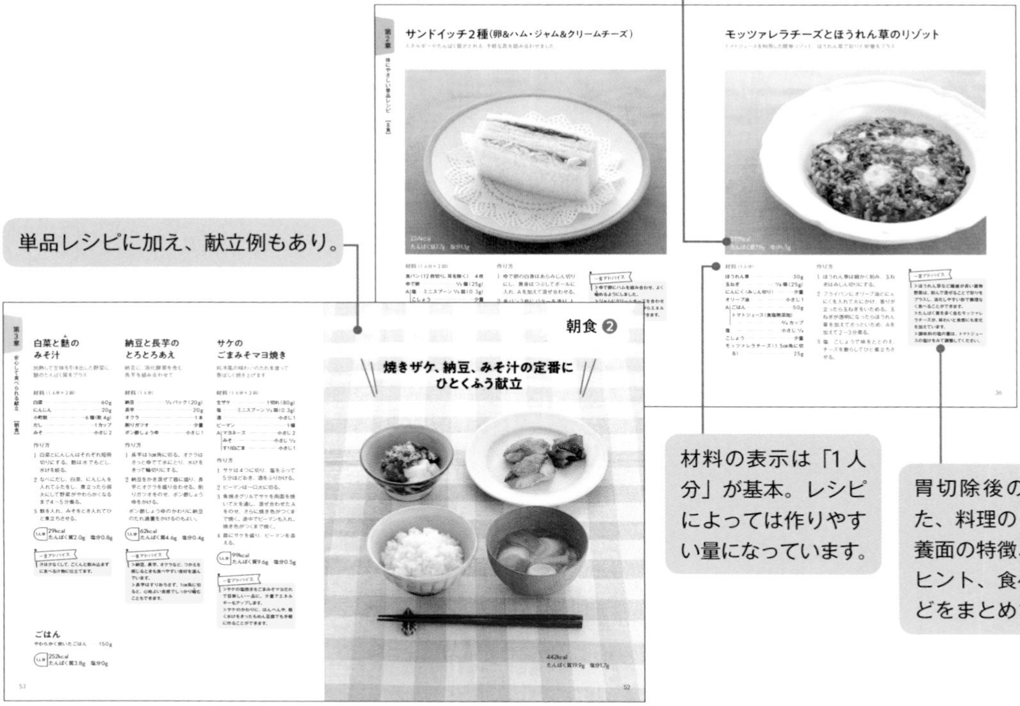

材料の表示は「1人分」が基本。レシピによっては作りやすい量になっています。

胃切除後の影響を考えた、料理のくふう点、栄養面の特徴、材料の代替ヒント、食べ方のコツなどをまとめました。

●食材（肉、魚介、野菜、果物など）の重量は、特に表記がない場合は、すべて正味重量です。正味重量とは、皮、骨、殻、芯、種など、食べない部分を除いた、実際に口に入る重量のことです。
●材料の計量は、標準計量カップ・スプーンを使用しました。大さじ1＝15mL、小さじ1＝5mL、ミニスプーン1＝1mL、1カップ＝200mLが基準です。
●フライパンはフッ素樹脂加工のものを使用しました。火加減は、特に記載がない場合は中火です。
●電子レンジは、600Wのものを使用しました。お使いの電子レンジのW数がこれより小さい場合は加熱時間を長めに、大きい場合は短めにしてください。
●調味料は、特に表記のない場合は、塩＝並塩（天然塩）、砂糖＝上白糖、酢＝穀物酢、しょうゆ＝濃い口しょうゆ、みそ＝淡色辛みそや赤色辛みそを使っています。
●だしはこんぶや削りガツオでとったものです。

そのほかの表記について

脂質と脂肪

「脂質」と「脂肪」に明確な違いはありませんが、「脂肪」は食べ物に含まれる中性脂肪を、「脂質」は中性脂肪にコレステロールなどを含めたものを指す場合が多く見られます。本書では、栄養素を表わす場合は「脂質」とし、「低脂肪」「高脂肪」「乳脂肪」など一般的に耳にする言葉には「脂肪」を用いています。

エネルギーとカロリー

エネルギーの量を表す単位が、カロリー(cal)。1ℓの水を1℃上げるのに必要なエネルギー量が1kcal（キロカロリー）です。本書では、基本的にエネルギーを表わす場合は「エネルギー」「エネルギー量」と表記しています。

塩分とは

「塩分」とは、食塩相当量のこと。本書でも「塩分」とあるものは、食塩相当量を指します。食塩相当量（g）は、食品に含まれるナトリウム量（mg）を合算した値に2.54を掛けて1000で割ったものです。

第1章

知っておきたい 胃を切った人の食生活のポイント

胃を切ったあと、自分の体はどうなっているのか、まずは病気のことを知りましょう。同じ経験をしたかたの体験談も参考になります。生活の注意点を理解し、生涯にわたって続けるべき「食べ方」を身につけましょう。

病気のことを知ろう①

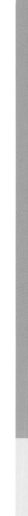

胃を切った人たちの体験談

多くの人が、胃を切ったあとのさまざまな体調不良に悩まされています。いったいどんな状態になるのか、まずは実際の体験談から見ていきましょう。

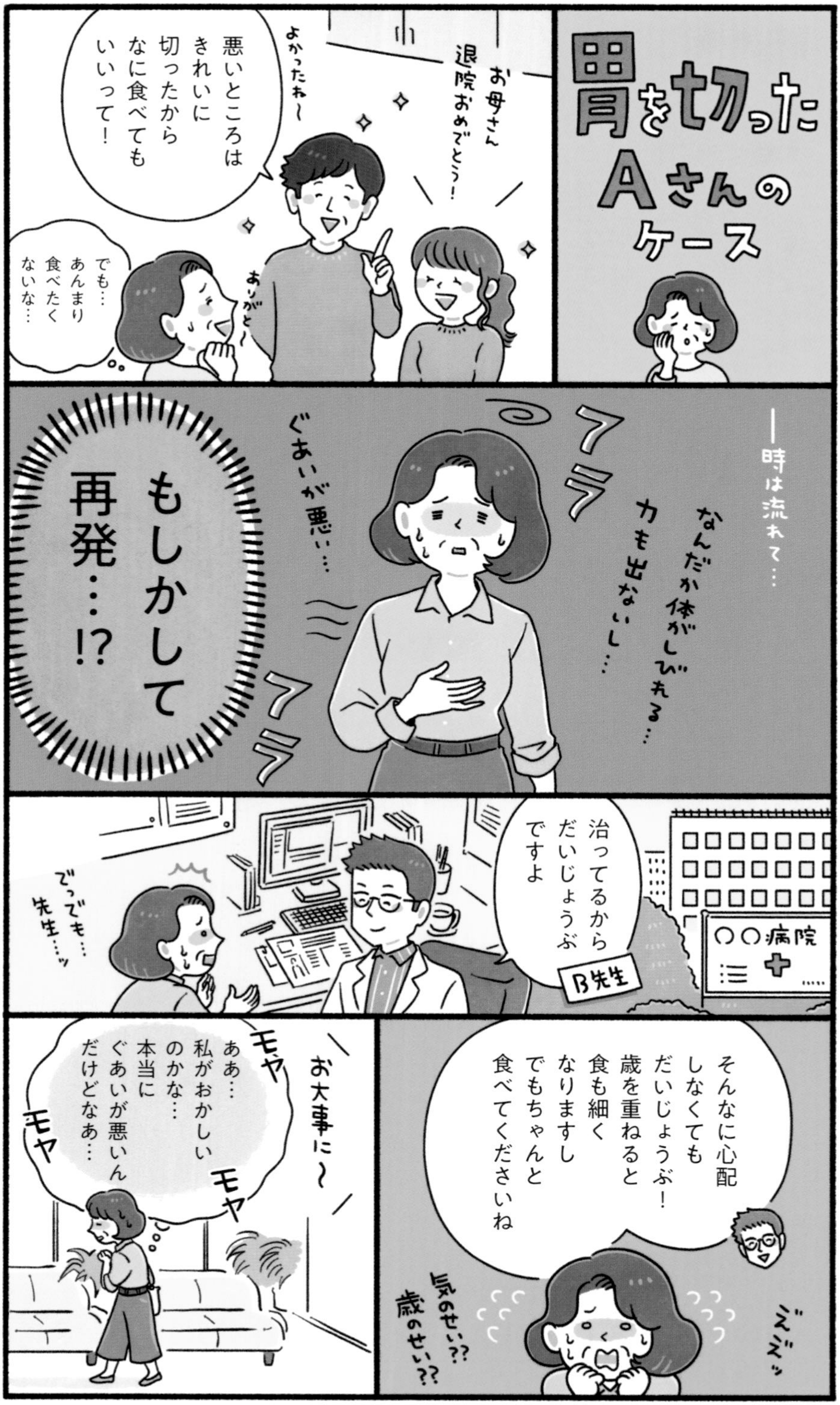

胃を切ったAさんのケース
お母さん退院おめでとう！
よかったね〜
悪いところはきれいに切ったからなに食べてもいいって！
ありがと〜
でも…あんまり食べたくないな…
―時は流れて…
なんだか体がしびれる…
力も出ないし…
ぐあいが悪い…
フラ
フラ
もしかして再発…!?
〇〇病院
B先生
治ってるからだいじょうぶですよ
でっでも…先生…ッ
そんなに心配しなくてもだいじょうぶ！歳を重ねると食も細くなりますしでもちゃんと食べてくださいね
ズズッ
気のせい??
歳のせい??
お大事に〜
モヤ
モヤ
モヤ
ああ…私がおかしいのかな…本当にぐあいが悪いんだけどなあ…

Yさん　女性　60歳代

手術後は食欲もなかったので、消化のよいものをくふうして食べました。急いで食べたり、よく嚙まなかったりすると、げっぷ、おなら、腹痛、下痢や、冷や汗、動《どう》悸《き》、ふるえ、全身の倦怠感などのダンピング症状が現われました。

3年が過ぎてからは、これらの症状も徐々に減りましたが、油断して食べると8年たった今も症状が現われます。

Hさん　男性　70歳代

手術後、しばらく下痢が続き、体重が十数kg落ちました。下半身の冷えと強いしびれもあり、マッサージや鍼灸などで体力を回復しようとしましたが、効果はその場限り。1000歩も歩くと冷えとしびれがひどくなりました。

この状況はさすがにおかしいと近所の整形外科で指摘され、血液検査をすると、ひどい貧血と栄養失調が判明。がんを治療した大病院の消化器外科でも毎月のように血液検査をしましたが、再発に神経をとがらせていて、貧血は見逃されていました。

Rさん　男性　70歳代

手術後13年が経過し、体重は現在50kgにやせ細ってしまいました。しっかり食べなければいけないと思い、がつがつ食べていたため、消化が間に合わずに下痢をしていました。下痢は体重減少につながることは知りませんでした。もっと早い段階で、最少の量で最大の栄養が見込めるものを消化しやすい形で摂取していれば、15kgも体重は減少しなかっただろうに、と悔やまれます。

Mさん　男性　60歳代

退院後は、これからよくなるものと思っていましたが、次第に食べ物の味がわからなくなり、食欲も失せてしまいました。病院で診てもらったところ、医師から、亜鉛不足などで味覚障害が起こり、食べられないのでさらに栄養不足になる悪循環に陥っていると説明されました。点滴を受け、栄養剤と漢方薬が処方されました。

・体験談は、胃を切った人の情報紙「ALPHA CLUB」より抜粋（128ページ）。

体調不良の原因は食べ方にあり

医療技術の格段の向上により、胃がんは治る病気になりました。その一方で、胃を失ったことによるさまざまな体調不良に悩まされる人が確実に増えています。これは、胃切除による後遺症といえます。

それを防ぐには、腸から直接吸収できるように調整された「経腸栄養剤」（48ページ）で栄養を確保しながら、よく嚙《か》んで食べる、1日の3食を少量ずつ5、6回に分けて食べるなど、後遺症を起こさない食べ方を身につける「食べ方リハビリ」が重要です。しかし、近ごろは入院期間が短くなっているため、食べ方リハビリについて知る機会がないまま退院というケースも多くなっています。

体重減少にどう対処するかが、栄養失調による隠れた病態を防ぎます。後遺症を起こさない食べ方について、次ページからご紹介します。

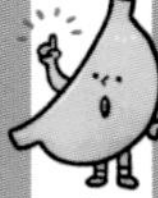

病気のことを知ろう②

消化のしくみと胃の役割

食事から、生命や健康の維持に必要な栄養素をとり出して消化・吸収するうえで、胃は重要な役割を果たしています。

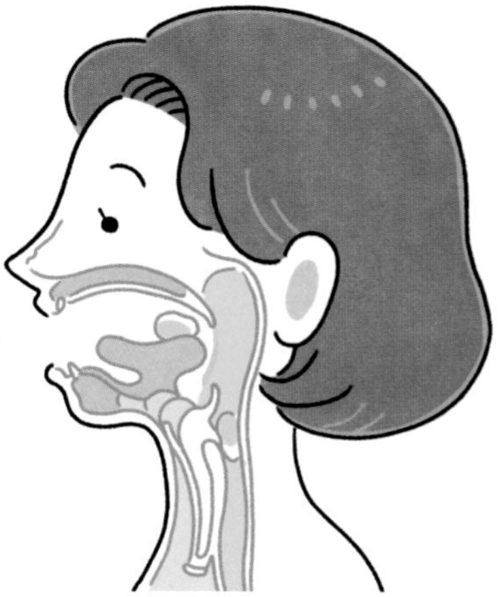

口

口に入った食べ物は咀嚼《そしゃく》（嚙《か》み砕く）され、唾液を混ぜ合わせてやわらかくなります。

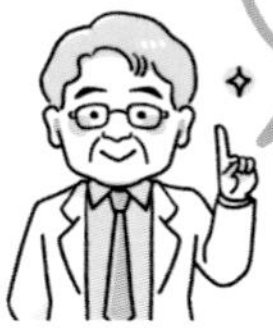

唾液には、炭水化物を分解する酵素「アミラーゼ」が含まれ、食べ物を消化しやすい状態にしていますよ

咽頭

食べ物はここを通って食道に送られます。

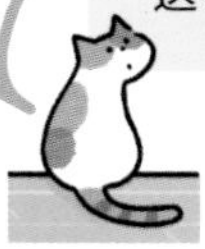

鼻や口から吸い込んだ空気は咽頭を通って気管に送られるニャー

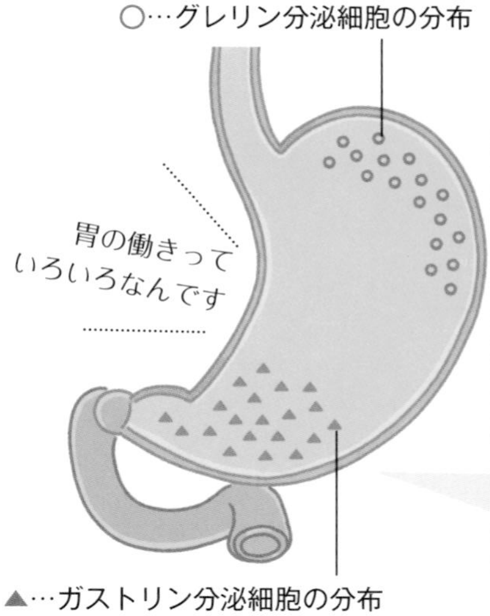

胃

食べ物が入ると消化管ホルモンが働き、胃液が分泌されます。胃液にはたんぱく質を分解する「胃酸」や「ペプシン」が含まれます。
胃はまた、食欲刺激ホルモン「グレリン」や胃酸の分泌を促す「ガストリン」を分泌するなど、内分泌臓器としての働きもあります。さらに、消化器のもとじめとして、脳と交信しながら心臓、血管、肝臓、膵臓《すいぞう》、小腸に指示を出し、消化酵素を分泌させます。

胃の蠕動《ぜんどう》運動により、食べたものを胃液と混ぜ合わせて細かく砕き、3時間ほどかけて小腸に送り出します。

近ごろは、脳からの成長ホルモンの分泌を促すグレリンが、体重を維持する役割もあると注目されています

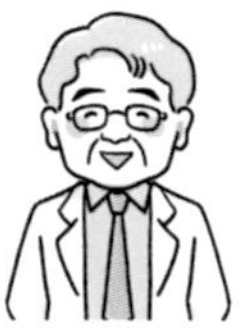

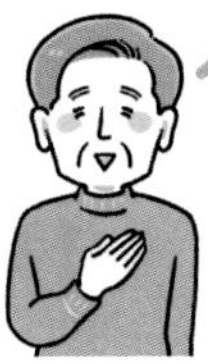
あらためて胃の働きって重要なんだと気づきました

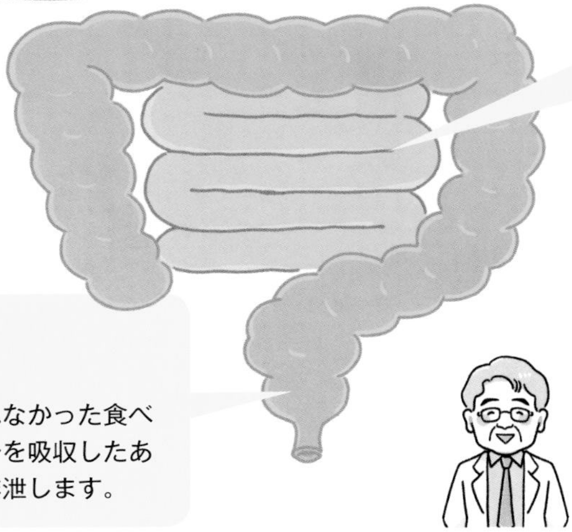

小腸

胃から送られた食べ物は、膵臓や肝臓から分泌される消化液によってさらに分解されます。小腸壁から分泌される消化酵素により、アミノ酸やブドウ糖など最終的な形に分解され、吸収します。

大腸

小腸で吸収されなかった食べ物の水分や塩分を吸収したあと、便として排泄します。

膵臓からは、たんぱく質や脂質、炭水化物を分解する消化酵素（トリプシン、リパーゼ、アミラーゼ）が分泌されます。肝臓から出る胆汁には、脂質の分解を助ける働きがあります

消化酵素まとめ

器官	消化液	消化酵素	分解する栄養素
口	唾液	アミラーゼ	炭水化物
胃	胃液、胃酸※	ペプシン	たんぱく質
膵臓	膵液	トリプシン リパーゼ アミラーゼ	たんぱく質 脂質 炭水化物
肝臓	胆汁	—	脂質
小腸	腸液	—	たんぱく質 炭水化物

※胃酸は、たんぱく質分解酵素の働きを促進する。

胃は司令塔 栄養摂取はチームプレイ

胃は、司令塔として脳と交信しながら肝臓などの各臓器に働きかけ、消化・吸収の連携をとります。胃を切るとこの連携がうまくいかなくなり、栄養が充分にとれなくなります。失われた胃の働きを補うためにも「食べ方リハビリ」が重要になります。

食べ方リハビリは、よく噛んで食べることが基本。胃で食べ物を分解するかわりに、細かく噛み砕いて唾液と混ぜ、消化を助けます。また、視覚、臭覚など五感を通して脳を刺激し、食欲を湧かせて消化・吸収の連携がスムーズにいくように働きかけることもたいせつです。消化酵素薬や経腸栄養剤（48ページ）の助けも借りて、失われた胃の働きを補いましょう。

司令塔の胃がないことを自覚し、体調を見ながら食べ方リハビリを日々実践しましょう。そうして自分なりの食べ方を身につけることがたいせつです。

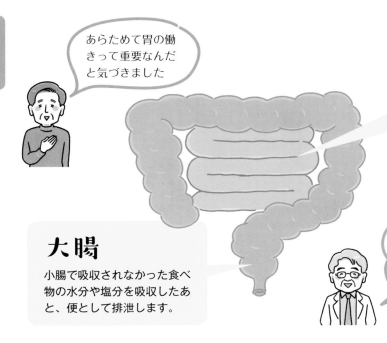

病気のことを知ろう③

注意したいおもな後遺症

胃を切ったあとに起こりうる後遺症とその対処法をご紹介します。食べ方リハビリを行なうことで予防可能な後遺症もあります。

食欲不振

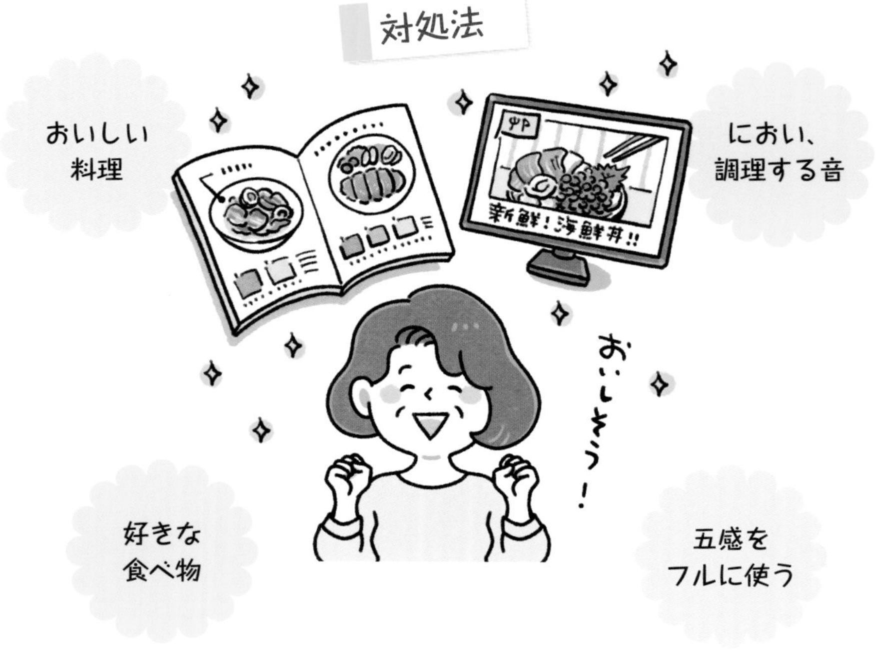

対処法
おいしい料理
におい、調理する音
新鮮！海鮮丼！！
おいしそう！
好きな食べ物
五感をフルに使う

これまで経験してきた「おいしい記憶」を呼び覚ますことで、
食欲刺激ホルモン「グレリン」を分泌します。

食欲不振とは？

胃を切った人の多くが、「食べたくない」「食欲が湧かない」「食事を前にしても食べたいと思えない」ことに悩みます。胃を切除したことで、胃から分泌される食欲刺激ホルモン「グレリン」の量が低下したり、欠如したりすることが原因です。

このグレリンは食欲だけでなく、体重増加にかかわる脳からの成長ホルモンの分泌や食べ物の消化吸収、栄養代謝にいたるさまざまな臓器の働きにまで影響を及ぼすことがわかっています。

グレリンは、少量ですが下垂体からも分泌されていることがわかっています。食欲がなくても、食べ物を口に入れることで食感を楽しみ、味覚を刺激するだけでも食欲は高まります。

体重減少（病的なやせ）

対処法

1 ゆっくりよく噛《か》んで小腸の消化吸収を助ける

2 1日3食を5～6回に分けて食べる

3 脂肪は少量ずつとり、下痢をしない量を把握する

4 乳酸菌やビフィズス菌で腸の調子を整える

5 食事中は水分を控え、早期ダンピング症候群（14ページ）の下痢を防ぐ

6 軽い運動（25ページ）で筋肉を使う
・栄養を筋肉や骨にとり込むのに効果的

7 消化酵素薬（処方箋《せん》が必要）を利用する

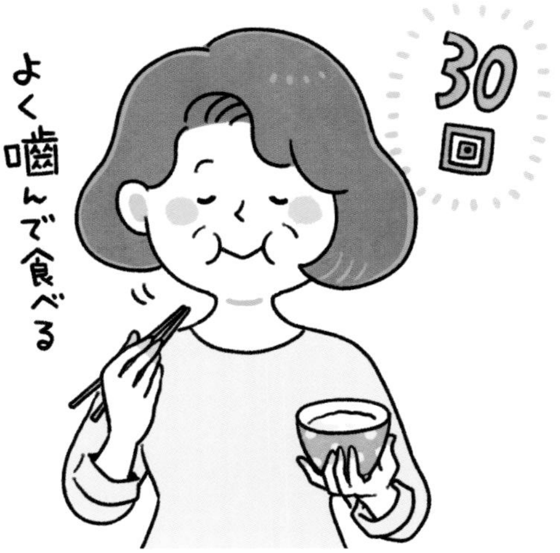

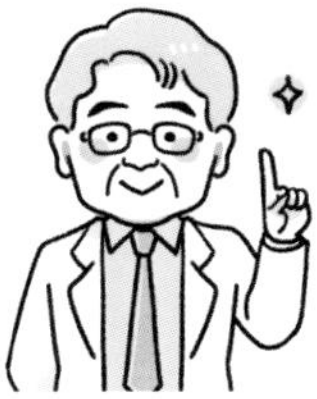

食事があまりとれず、体重が落ちる場合は、経腸栄養剤（48ページ）を利用してエネルギーと栄養を補いましょう。

体重減少（病的なやせ）とは？

食欲不振、食事がつかえて苦しい思いをする（小胃症状。16ページ）などで食事量が減ったり、栄養素の吸収不足が原因で、胃を切った人の95％が体重減少を経験します。特に「病的なやせ」には要注意。骨量や筋肉量が減り、体力や気力が減退し、腰痛や貧血、骨粗鬆《そしょう》症のリスクが高まります。

病的なやせかどうかは、身長と体重から割り出すBMI（体格指数＝Body Mass Indexの略称）の数値で判断することができます。

BMIが18・5未満の人は体重を増やす、18・5以上25未満の人は体重を落とさないことが重要です。栄養バランスのよい食事をとり、消化不良による下痢を防ぐことが第一です。

BMI（Body Mass Index）
＝体重（kg）÷身長（m）÷身長（m）
BMI=22が基準体重で、18.5未満をやせ、18.5以上25未満を普通、25以上を肥満と判定する。

ダンピング症候群

対処法

早期ダンピング症候群

1 食事は少量ずつ、ゆっくりよく噛《か》んで食べる（1日5～6食に分けても）

2 ごはんやパンなどの炭水化物、甘いお菓子を控え、食後血糖値の急激な変動を防ぐ

3 食事中の水分は控え、食べ物が急速に腸に送られるのを防ぐ

後期ダンピング症候群

1 日ごろから運動をし、筋肉量の低下を防ぐ。

・低血糖になると、筋肉に蓄えられているグリコーゲンを分解して血糖を増やすため、やせていて筋肉量が少ない人は要注意。回復もしにくくなります。

2 食間に甘いものや果物を適量とる

3 低血糖状態になったら、あめなどで糖分を補給する

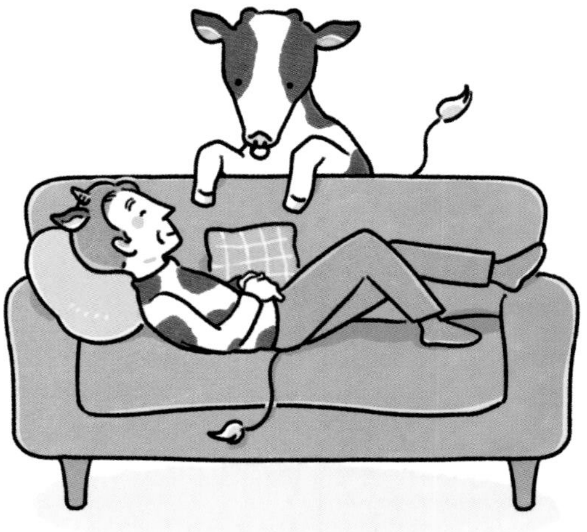

食後はしばらく横になって休むとよいでしょう。頭部の血流を保って脳貧血を防ぎ、早期ダンピング症候群を予防しましょう。

ダンピング症候群とは？

食べ物が未消化のまま腸に急速に落下（ダンピング）することで、さまざまな苦しい症状が起きます。

食事直後に起こる「早期ダンピング症候群」は、ごはんやパンなどの炭水化物が腸で急激に吸収され、高血糖状態になることが原因で起こります。また、未消化な食べ物が急に腸に送られることで、全身の血流が悪くなることも一因に。冷や汗、動悸《どうき》、めまい、しびれ、脱力感、眠け、頭痛などのほか、腹鳴、腹痛、下痢、吐きけ、嘔吐、腹部不快感がおもな症状です。

食後2～3時間たってから起こる「後期ダンピング症候群」の症状もほぼ同じで、食事の直後に急激に上がった血糖値が下がりすぎる低血糖状態が原因で起こります。低血糖による倦怠感は、胃切除後の体力低下が原因と勘違いされがちです。体力回復のために体を休めていると筋肉が落ち、低血糖になりやすいので注意が必要です。

腸閉塞（イレウス）

対処法

1. ゆっくりよく噛んで食べる
2. 1日5～6食に分け、腹八分目よりもさらに少ない「腹七分目」に
3. 噛み切れない食材、よく噛まずに飲み込める食材は控えるか、細かく切るなど調理をくふうする

注意したいおもな食材

タコ、イカ、かたまり肉、こんにゃく、きのこ、海藻、葉物野菜、根菜、めん類 など

4. 食後は横になったり、うつぶせになったりして食べ物の通過を助ける
5. 朝の決まった時間にトイレに行く
6. 適度な運動で便秘を防ぐ

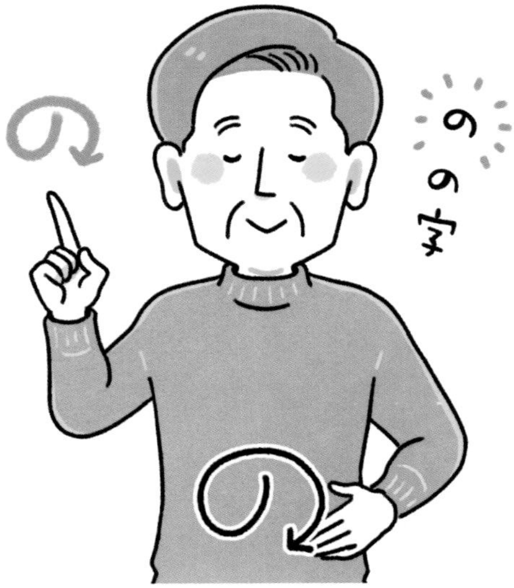

腸閉塞を防ぐためにも、便秘は禁物。朝、目が覚めたらおなかに「の」の字を書くようにマッサージするのも効果的です。

腸閉塞（イレウス）とは？

腸閉塞は、食べたものが腸管に詰まってしまう状態です。開腹手術後の傷が治る過程で起こった腸の癒着部分に、よく噛まずに飲み込んだ未消化の食べ物が一気にダンピング（落下）して起こります。そうめんを噛まずにつるつると飲み込んだところ、腸内で団子状にかたまって腸閉塞を起こしたケースもあります。胃切除後1年以内に多くみられるので、食べ方リハビリが重要になります。

おなかが張ってガスや便が出なくなる、吐きけ、嘔吐、差し込むような腹痛などがおもな症状です。

腹痛が強くなく、嘔吐はなく、少しでもガスが出ているようなら絶食し、おなかをあたためてマッサージをしたり、浣腸《かんちょう》をしたりして詰まったものを通過させます。下剤は腸の働きに負担をかけるので使わずに。腹痛が強くなりガスが止まるようなら、直ちに医師の診断を受けてください。

その他の後遺症

小胃症状

【症状】

食事を少しとるだけで、腹部膨満感、圧迫感、もたれ、つかえ、吐きけや嘔吐などが起こります。手術後、数年経ってから起こる場合もあります。

特につかえは、食べたものが食道につかえて苦しくなる、しゃっくりや冷や汗が出る、粘液のかたまりを吐き出すなど、とても苦しい症状です。

【対処法】

少量ずつ、ゆっくりよく嚙《か》んで食べることが重要です。つかえやすい食べ物を避けたいものですが、それは人によってさまざまです。納豆など、ねばねばしたものを最初に食べるとつかえないという人もいます。つかえを起こさない食べ物や食べ方を、経験の中で把握することがたいせつです。

つかえたときはイラスト（左）のように対処し、症状がおさまったら、ゆっくりと食事を再開しましょう。

つかえ以外の小胃症状も、ゆっくりよく嚙んで食べる、1日5～6食に分けて食べるなどが予防策になります。

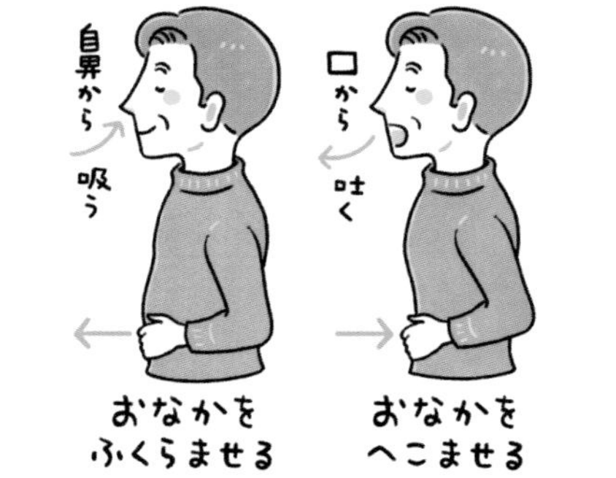

つかえたときは横になったり、腹式呼吸をしたり、背中をたたいたりして、つかえたものが通るのを待ちます。

味覚障害

【症状】

胃切除後、なにを食べても味がわからない、渋味や粉っぽさを感じる、ごはんの炊き上がりなど特有のにおいがいやになるなど、亜鉛の欠乏による味覚障害が起こるケースがあります。鉄やビタミンB12不足による貧血も味覚障害を引き起こします。

【対処法】

亜鉛、鉄、ビタミンを多く含む食品（20ページ）を意識してとります。食べ物のにおいが気になるときは、さましてから食卓に上げたり、冷たい料理を選んだりするとよいでしょう。

ビタミンB12の吸収には胃壁からの分泌物（内因子）が必要で、胃を失うことがその欠乏に大きく影響します。ビタミンB12は肝臓に蓄えられていますが、数年で枯渇するので、薬（医師の処方箋《せん》が必要）で補います。皮下筋肉注射で補うのが効果的です。

逆流症

【症状】

「逆流性食道炎」ともいいます。強い消化力を持つ胃や十二指腸の消化液が食道に逆流し、粘膜を傷つけて胸やけやみぞおちの痛み、つかえ、吐きけ、嘔吐、食欲不振などが起こります。

【対処法】

食べすぎは消化液の分泌を過多にし、消化不良も逆流を起こすので要注意。少量ずつ、よく噛んで食べます。

飲酒は食道の括約筋をゆるめて逆流が起こりやすくなるので控えます。喫煙は膵《すい》液の分泌を促すので禁煙を。またカフェインも消化液の分泌を促すので控えます。便秘は腹腔内上昇を招くので要注意です。

逆流したときはコップ1杯の水を飲み、消化液を流すようにしましょう。

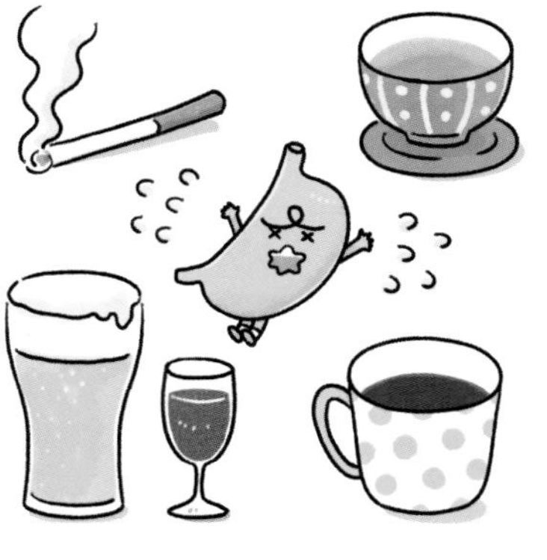

禁煙、飲酒は控えて。お茶やコーヒーなどに含まれるカフェインも要注意。

便通異常（下痢・便秘）おなら

【症状】

下痢は、放置すると栄養素の吸収を妨げて体重減少の原因に。便秘は嘔吐や逆流症、腸閉塞の原因になります。

おならは、食事といっしょに飲み込んだ空気が、げっぷとしてうまく出せなくなって起こります。

【対処法】

下痢も便秘も、食物繊維をじょうずにとりましょう。野菜、果物、海藻、きのこ、こんにゃく、穀類などをよく噛んで食べます。乳酸菌やビフィズス菌を含む乳製品、玉ねぎやアスパラガス、大豆、はちみつなどに含まれるオリゴ糖、納豆などの発酵食品は、腸内環境を整えてお通じを改善します。こまめな水分補給も重要です。特に下痢が続いているときは、市販のイオン飲料がおすすめです。

おなら対策は、急いで食べて空気をとり込まないよう、ゆっくりよく噛んで食べること、便秘を防ぐことです。

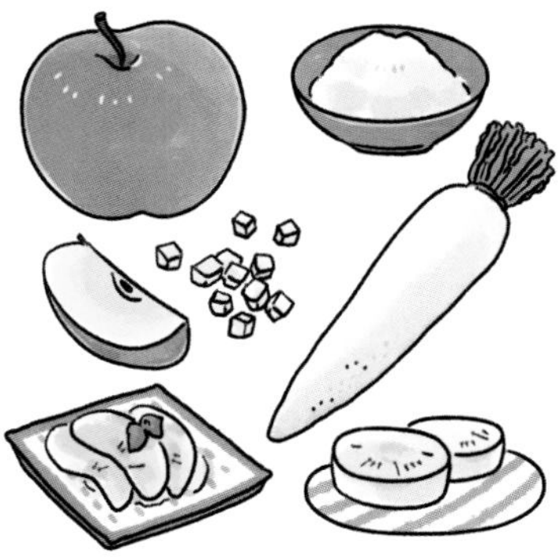

食物繊維の消化が心配なときは、刻んだり、すりおろしたりします。

貧血

【症状】

胃を切除すると、鉄やビタミンB_{12}の吸収に必要な物質が分泌されなくなるため、血液の主成分のヘモグロビンが作れなくなり、貧血になります。

【対処法】

鉄を多く含む食材（20ページ）をとるようにしましょう。ビタミンB_{12}も意識して食事でとることが肝要ですが、肝臓の貯蔵分が枯渇すると不足するので、注射や処方薬が必要になります。

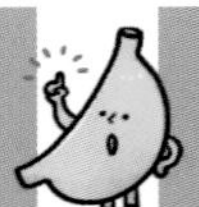

食事のポイント①

胃を切った人の食事の基本

食べ方リハビリを行なううえで、1日に必要なエネルギー量を把握し、なにをどれだけ食べたらよいかを知ることが重要です。

はじめは「腹八分目」を目標に

毎日の活動量が事務仕事くらいの人(現代人の多く)は、1日の消費エネルギーは標準体重1kgあたり30~35㎉とされますが、胃を切った人は無理のないよう、日常活動が少なめの25~30㎉を目安にします。

消化の働きが落ちたり、気持ち的に食べられなかったり、食べ方リハビリが身についたあとも体調がすぐれず、食欲がないことがあるでしょう。そのときは、食べなければと焦らずに、「腹八分目」を心がけましょう。

食べられる量が少ないからと動かないようにするのは誤りです。活動量(運動)を増やして体の代謝を活発にし、食事量を増やすようにしましょう。

1日に必要なエネルギー量を計算しよう！

標準体重の計算式

1日に必要なエネルギー量は、身長から算出される標準体重を用いて求めます。標準体重は、統計的に最も病気になりにくい体重です。

身長(m) × 身長(m) × 22 ＝ 標準体重(kg)

身長が170㎝（＝1.7m）のAさんの場合　1.7(m) × 1.7(m) × 22 ≒ 63.6(kg)

1日の消費エネルギーの計算式

胃を切除した人の1日の消費エネルギーは、標準体重1kgあたり25～30㎉を目安にします。

標準体重(kg) × 25～30(㎉) ＝ 1日の消費エネルギー(㎉)

標準体重が63.6kgのAさんの場合　63.6(kg) × 25~30(㎉) ≒ 1600~1900(㎉)

1日1600kcalの食材の目安量

野菜、芋、果物

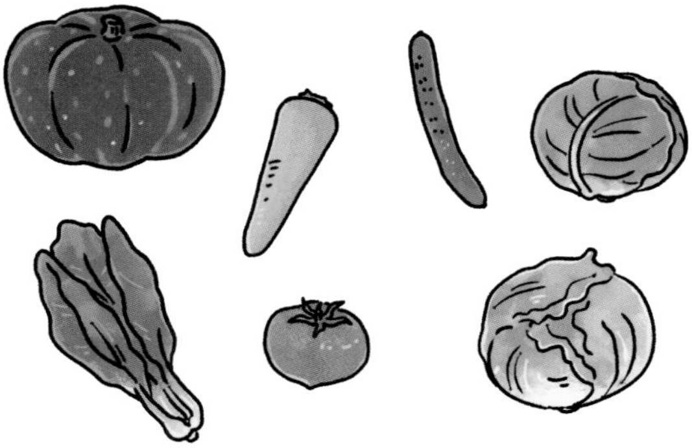

野菜 緑黄色野菜120g以上と
淡色野菜で計350g

野菜の量は体調を見て調整します。きのこや海藻は消化が悪いものもあるため、控えましょう。

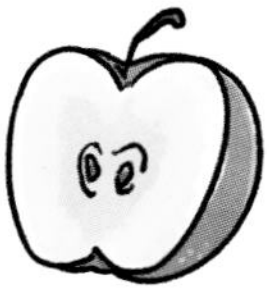

りんご 1/2個

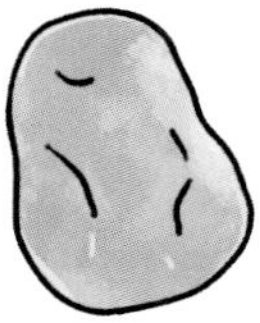

じゃが芋 1個

魚介・肉・その加工品、豆・豆製品

肉料理と魚料理
合わせて2皿

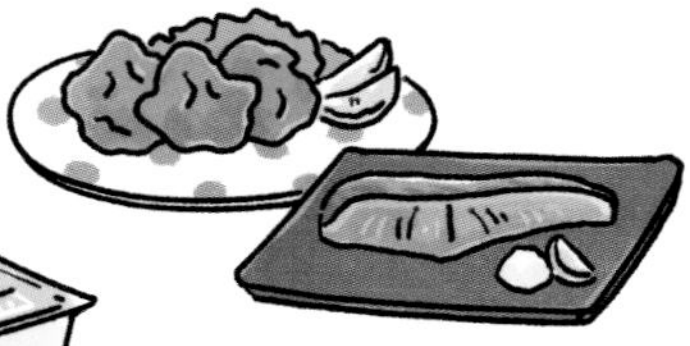

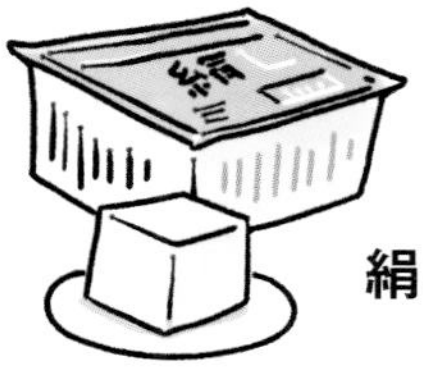

絹ごし豆腐 1/2丁弱

乳・乳製品、卵

牛乳
コップ1杯

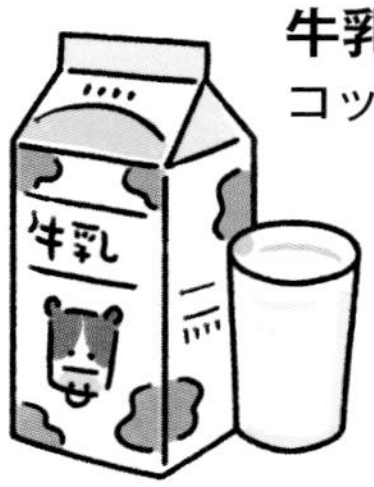

ヨーグルト
小鉢に1杯

卵 1個

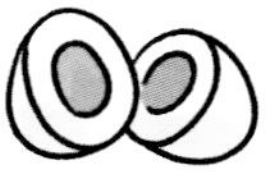

穀類、油脂、砂糖

ごはん
ごはん茶わんに
軽く2杯

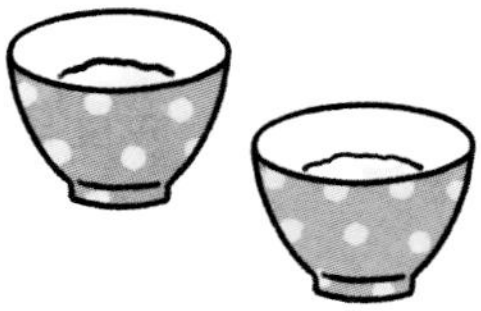

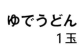

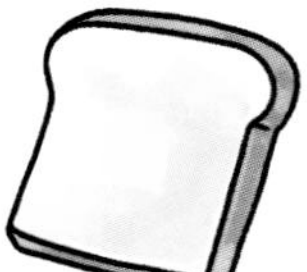

食パン 1枚

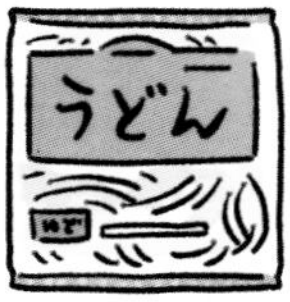

ゆでうどん
1玉

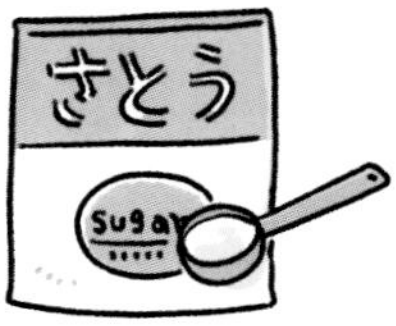

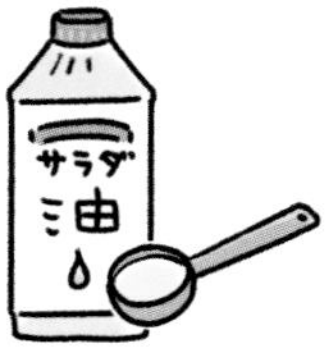

砂糖 大さじ1強 **油** 大さじ1強

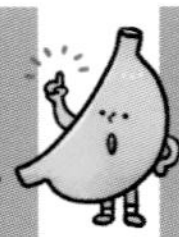

食事のポイント②

積極的にとりたい栄養素とおすすめの食材

胃を失ったことで体内への吸収が悪くなるおもな栄養素です。体調不良の原因は、これらの栄養不足のこともあります。毎日の食事で積極的にとるようにしましょう。

エネルギー

心臓の働きを維持する、呼吸をする、血液を循環させるなど、あらゆる生命活動に必要不可欠。食べ物の消化吸収にもエネルギーが必要です。

エネルギーがとれる献立&おかず➡72ページ

たんぱく質

臓器や筋肉など、体を作る成分。ごはんなどの主食は食べる量が多いので、貴重なたんぱく質源になります。

多く含む食品

魚、肉、大豆、豆腐や納豆などの大豆製品、卵、牛乳、ヨーグルトやチーズなどの乳製品

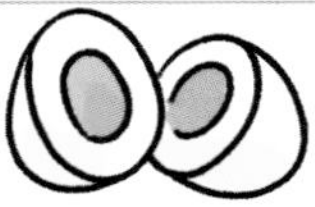

たんぱく質がとれる献立&おかず➡78ページ

鉄

赤血球の成分で、酸素を全身に運ぶ役割があります。

多く含む食品

レバー（豚、鶏、牛）、牛ヒレ肉、カツオ、アサリやカキ、シジミ、納豆や厚揚げなどの大豆製品、小松菜、ほうれん草

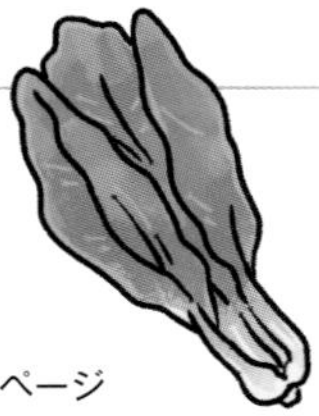

鉄がとれる献立&おかず➡84ページ

カルシウム

骨や歯を作る成分。筋肉の収縮や心臓の拍動などの働きにも関与します。

多く含む食品

牛乳・乳製品、骨ごと食べる小魚、豆腐、納豆、ほうれん草、小松菜、大根の葉

カルシウムがとれる献立&おかず➡90ページ

ビタミンD

カルシウムの吸収をサポートし、骨や歯をじょうぶにします。

多く含む食品

サケ、サンマ、サワラ、マカジキ、ブリ、きくらげ、きのこ類

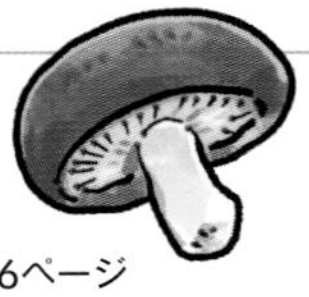

ビタミンDがとれるおかず➡96ページ

亜鉛

さまざま酵素の成分として働きます。不足すると味覚異常や皮膚炎の原因になります。

多く含む食品

カキ、ホタテガイ、ズワイガニ水煮缶詰め、豚レバー、牛もも肉などの動物性食品

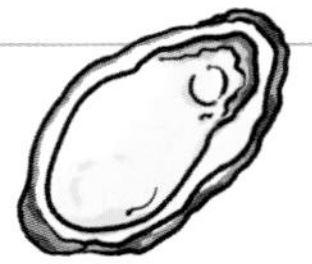

亜鉛がとれるおかず➡98ページ

ビタミンB_{12}

赤血球の成形に関係し、貧血の予防に役立ちます。胃切除後はビタミンB_{12}の吸収に必要な分泌物が欠如し、小腸の末端からわずかに吸収されるだけになるので、薬での摂取が必要です。医師の処方を受けましょう。

多く含む食品

アサリ、カキ、サンマ、サケ、レバー（豚、鶏、牛）イクラ、牛乳やチーズ

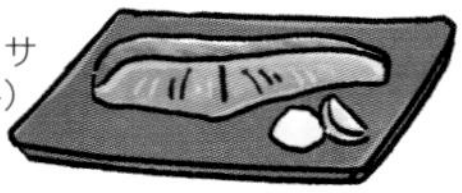

ビタミンB_{12}がとれるおかず➡100ページ

その他

脂質の消化吸収が落ちるために、脂質とともに吸収される脂溶性ビタミンが不足しがちになります。ビタミンDのほか、皮膚や粘膜の健康を保つビタミンA、血管の老化や細胞の酸化を防ぐビタミンE、血液の凝固と骨の健康に不可欠なビタミンKなどです。

多く含む食品

ビタミンA
レバー、ウナギのかば焼き、卵黄、緑黄色野菜

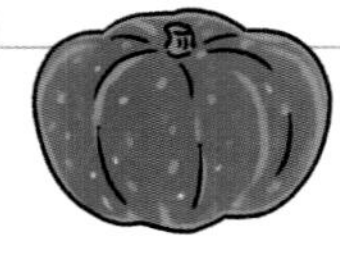

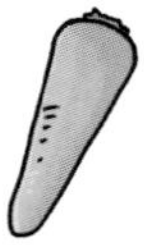

ビタミンE
魚介類、緑黄色野菜、種実類

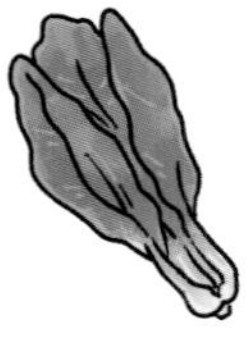

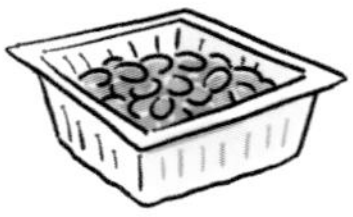

ビタミンK
納豆などの大豆製品、野菜類

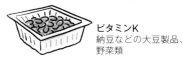

食物繊維、乳酸菌やビフィズス菌、オリゴ糖を食事でとり、便秘を予防することもたいせつです。

食事のポイント③
調理のコツいろいろ

食欲を高める、消化をよくする、少量でエネルギーを高めるコツをご紹介します。しっかりよく噛《か》んだり、ゆっくり食べたりするための調理法のヒントも満載です。

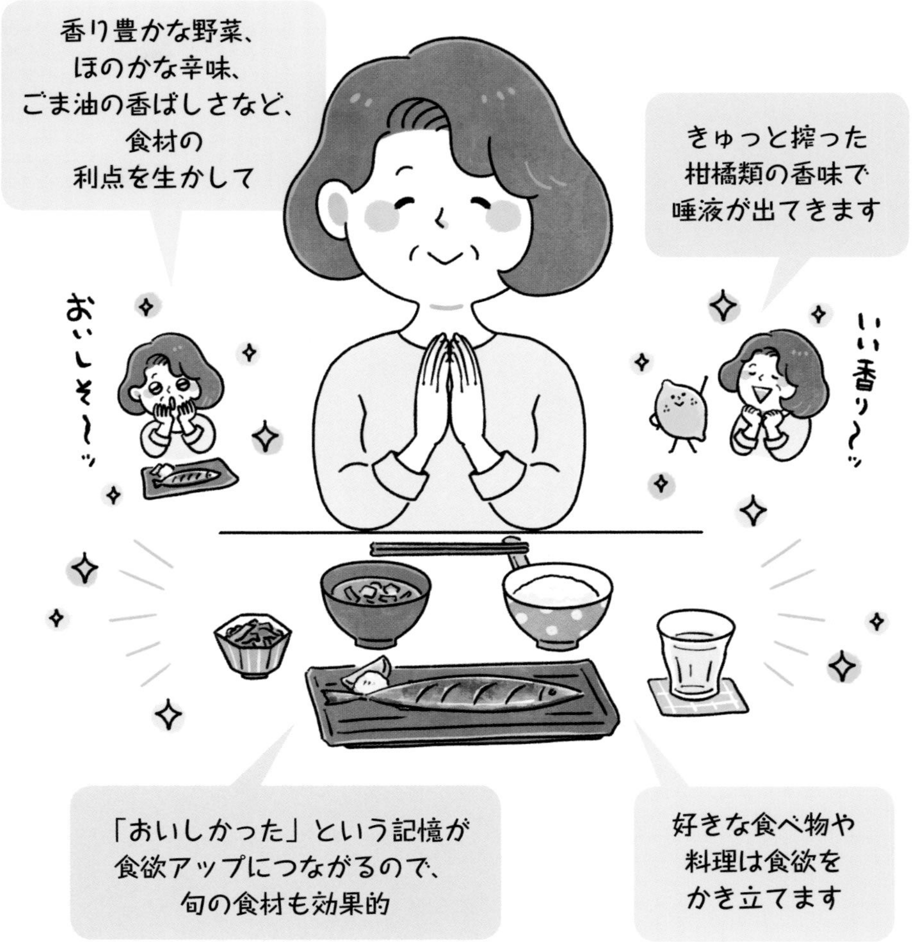
香り豊かな野菜、
ほのかな辛味、
ごま油の香ばしさなど、
食材の
利点を生かして
きゅっと搾った
柑橘類の香味で
唾液が出てきます
おいしそ〜ッ
いい香り〜ッ
「おいしかった」という記憶が
食欲アップにつながるので、
旬の食材も効果的
好きな食べ物や
料理は食欲を
かき立てます

食欲が湧くくふう

12ページにもあるように、料理のにおいをかぐ、調理の音を聞く、彩りのよい料理を見るなどは五感を刺激し、グレリンの分泌を促し、食べたい気分を盛り上げます。

小ねぎ、しょうが、にんにく、青じそなどの香味野菜、香りのよいごま油、豆板醤《じゃん》の辛味をほのかにきかせるなども、食欲を高めるのに効果的です。

唾液の分泌を促すくふう

おいしそうな見た目や彩りのよい料理は脳を刺激し、唾液の分泌にも一役買います。しっかりよく噛むことも唾液の分泌を促します。柑橘《かんきつ》類、酢、梅干しなど、唾液の分泌を促す食材を料理に活用するのもおすすめのコツです。

消化に負担をかけない食材と調理法

低脂肪の食材は消化がよいので、下痢をしているとき、体調が悪いときなどにおすすめします。

たとえば、たんぱく質源の食品なら、豆腐や卵は比較的安心です。鶏肉はもも肉よりも胸肉やささ身肉、豚肉や牛肉はバラ肉やロース肉よりも赤身肉（ヒレ、もも）が低脂肪です。魚はイワシ、ブリ、サンマ、サバなどの青背魚よりも、タラやタイ、ヒラメなどの白身魚が低脂肪です。

揚げ物や油っこい料理などは、とりすぎるとおなかをこわす原因に。これらは少量ずつ、様子を見ながら食べ、自分が食べられる量を把握することがたいせつです。

野菜などの食物繊維はお通じをよくしますが、消化不良が心配なときは、繊維を断ち切るように直角に切ったり刻んだりします。また、やわらかく加熱するとよいでしょう。ごぼうや竹の子など繊維がかたいものは消化が悪いので要注意。食べるなら少量を、よく噛《か》んで様子を見ながら食べてください。

野菜や芋などの皮はむくようにします。大根やかぶなどは、皮の近くが繊維がかたいので厚めにむきます。皮つきで調理されたものは、心配ならば食べるときに皮をむくとよいでしょう。28ページからの材料は、特に表記がない場合は皮をむいた正味重量です。

少量でエネルギーがとれる食材

低脂肪の食材は比較的消化がよいのですが、脂質が多い食材は少量でエネルギーがとれる利点があります。便秘の予防のためにも、適度な油脂は必要です。腸の調子は悪くないが、食事の量がたくさん食べられないときは、脂質が多い肉や魚を使って、少量でエネルギーをとるのも一案です。油脂が多いものはしっとりとした口当たりに仕上がるのも利点です。おろし大根や柑《かん》橘《きつ》類の果汁を加えると、さっぱりとした味わいになります。

また、バター、ごま油、魚介の缶詰め（ツナ、サケ、サバ、アサリ、イワシなど）、クリームチーズ、生クリーム、マヨネーズ、ごまやくるみなどの種実類、バナナ、アボカドなどは手軽な高エネルギー食材です。これらにはうま味やコク、風味があるので、料理にうまく使うと食欲も高まります。

しっかりよく噛んで食べるためのくふう

めん類はつるつると、よく噛まずに食べてしまいがちです。ゆでうどんは長さを短く切り、1本ずつ、箸でつまんでゆっくり食べるようにします。乾めんは、ゆでるときにぽきぽき折って湯に入れるとよいでしょう。やわらかくゆで上げるとさらに安心です。ただし、中華めんに含まれるかん水は消化を妨げるので注意が必要です。

汁物は、汁を少なくして具だくさん

にしたり、汁にとろみをつけたりして「食べる汁物」に仕立てます。食事中の水分のとりすぎを防ぐことは、食べたものが腸に急に落ちる（ダンピングする）のを防ぎます。

　早食いを防ぐ料理に仕立てるのもポイント。食材を細かく切らない、ある程度サイズを大きく作る、骨つき肉や一尾魚を使うなども効果的です。

消化酵素や有用な菌を含む食材を利用

　おろし大根、長芋、キウイフルーツ、マンゴー、パイナップル、発酵食品（ヨーグルト、塩麹、みそ、しょうゆ、ワイン）などは消化酵素を含んで消化をよくしたり、肉や魚の筋繊維をやわらかくしたりします。

ねばねば食材を使う

　人にもよりますが、納豆、オクラ、モロヘイヤ、長芋、里芋など粘りけのある食材はつかえが起こりにくい、というケースも報告されています。28ページからのレシピを参考に、ねばねば食材を料理にとり入れてください。

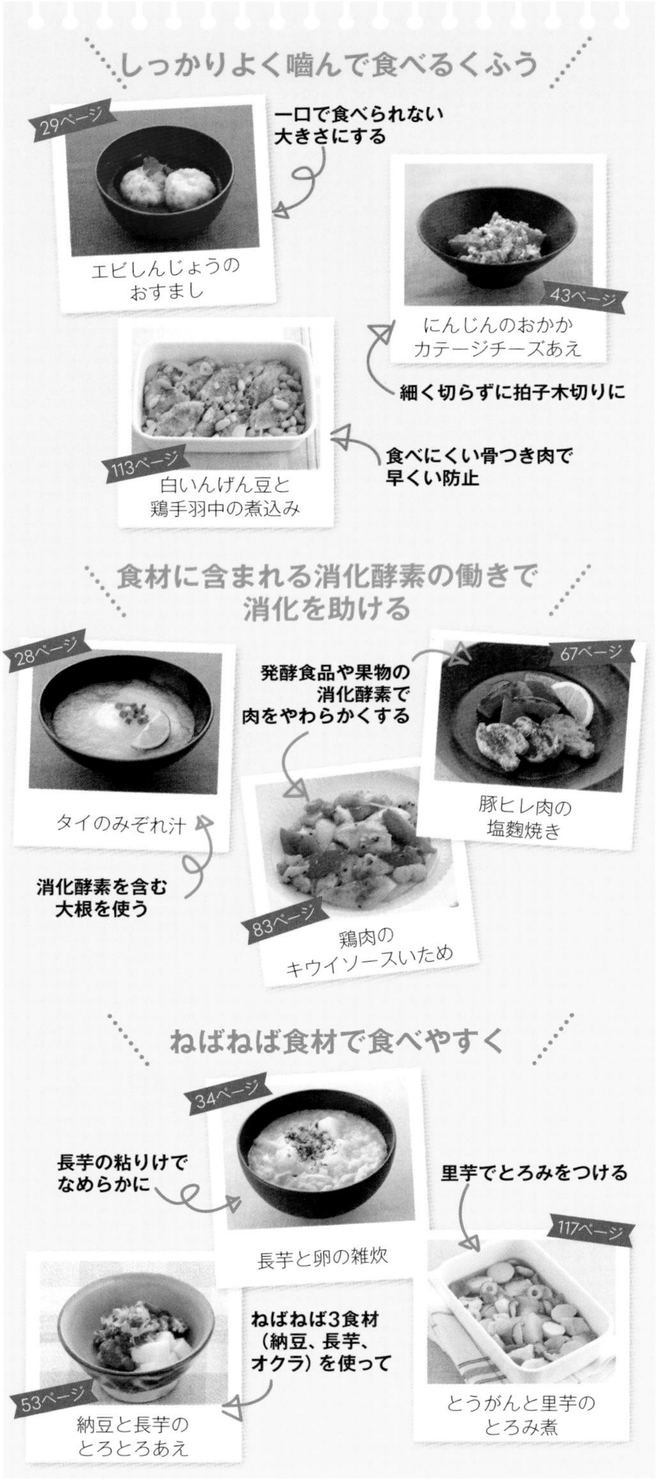
しっかりよく噛んで食べるくふう
29ページ
エビしんじょうのおすまし
一口で食べられない大きさにする
43ページ
にんじんのおかかカテージチーズあえ
細く切らずに拍子木切りに
113ページ
白いんげん豆と鶏手羽中の煮込み
食べにくい骨つき肉で早くい防止
食材に含まれる消化酵素の働きで消化を助ける
28ページ
タイのみぞれ汁
消化酵素を含む大根を使う
発酵食品や果物の消化酵素で肉をやわらかくする
67ページ
豚ヒレ肉の塩麹焼き
83ページ
鶏肉のキウイソースいため
ねばねば食材で食べやすく
34ページ
長芋と卵の雑炊
長芋の粘りけでなめらかに
里芋でとろみをつける
117ページ
とうがんと里芋のとろみ煮
ねばねば3食材（納豆、長芋、オクラ）を使って
53ページ
納豆と長芋のとろとろあえ

生活の注意点

トラブル予防の8か条

胃切除後の後遺症を防ぐには、意識を変えること、食べ方を変えることが重要です。これまで述べてきた、胃切除後の注意点を8つにまとめます。

その1 「胃がない」ことを自覚しよう

胃を切ると、胃が担っていた重要な働きと機能が失われるため、以前と同じ食べ方をしているとさまざまな後遺症を引き起こす原因になります。少量ずつ、ゆっくりよく噛《か》むなど、「食べ方リハビリ」はつねに意識しましょう。気になることは、ささいなことでも医師に相談しましょう。

その2 一口30回以上よく噛む

食べ物は一口ずつ、ゆっくりよく噛み、消化酵素でもある唾液を多く分泌させましょう。よく噛むと、各臓器からも消化酵素が分泌されます。一口食べたら箸を置いてよく噛むなども、早食いを防ぐ食べ方のコツです。

その3 「少量頻回食」がたいせつ

胃を切ると、一度に食べられる食事量は少なくなります。

そこで、1日3食を5～6回に分けて食べたり、3食に間食を2回組み合わせたりして、無理なく少量ずつ食べるようにしましょう。

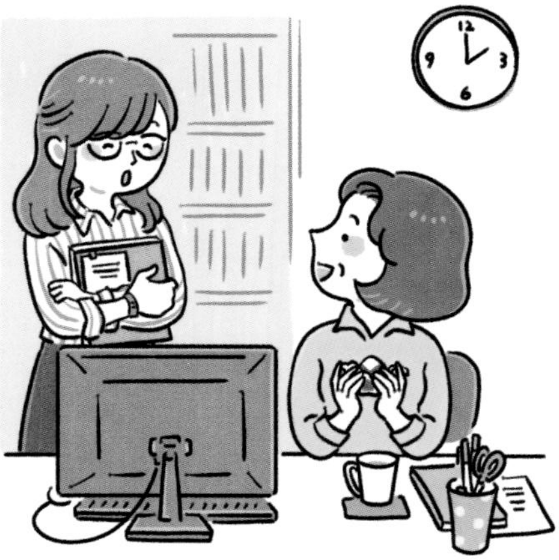

その4 消化酵素薬、経腸栄養剤は強い味方

胃切除後は胃と各臓器の連携がとりにくくなり、胃液だけでなく、十二指腸、膵《すい》臓、胆嚢《たんのう》などからの消化酵素の分泌が不足するおそれがあります。摂取した栄養素を体内にしっかり吸収させるために、消化酵素薬（48ページ）の常用をおすすめします。食事の量がとれない、体重が落ちて戻らないといった場合には、経腸栄養剤（48ページ）で栄養を補うことも必要です。

その5 不足する栄養素は薬で補う

胃を切ると、血液を作るのを助けるビタミンB_{12}の吸収がうまくいかなくなり、貧血になります。胃からの分泌物を失うとビタミンB_{12}を吸収できなくなるためです。レバーなどビタミンB_{12}を多く含むものを意識して食べるほか、薬で補います。

その6 軽く汗をかく運動を習慣に

エネルギー消費をおさえようと運動しないのは間違いです。ウォーキングやストレッチ、軽いダンベル体操など、軽く汗をかく運動をして筋肉の量を維持しましょう。筋肉は、炭水化物から作られるグリコーゲンの貯蔵庫です。グリコーゲンはすぐに使われるエネルギーで、その貯蔵庫でもある筋肉量を保つと、食後の急激な高血糖を防ぐことができます。

その7 快便ありきの快食、快眠

「よく噛んで唾液の分泌を促す」ことでエネルギーや栄養素の消化・吸収がうまく行なわれると、快便につながります。

快便は、快食や快眠につながるというよい循環を作ります。

その8 胃を切ったことを周囲に告げよう

胃切除後は「食べ方リハビリ」を生涯、継続して「マイペース」を作ることが重要です。自宅以外で食事をとる機会も増えるので、胃を切ったことをまわりの人に伝え、食べ方リハビリを理解してもらうようにしましょう。

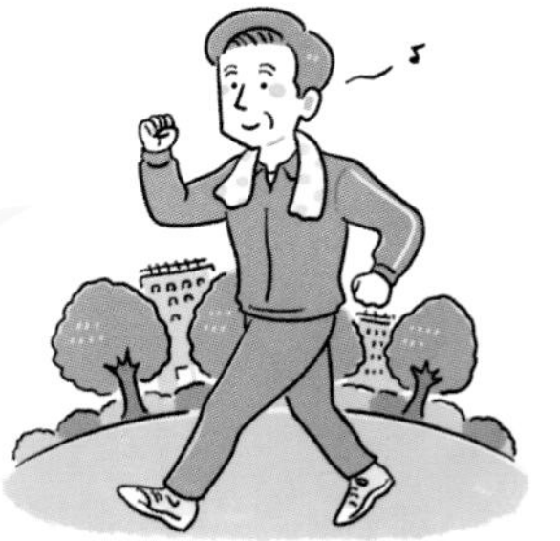

筋肉は3日動かさないと萎縮し始め、やがて全身に悪影響を及ぼします。ウォーキングなど無理のない運動を継続して、筋肉量を維持しましょう。運動は、便秘解消にも役立ちます。

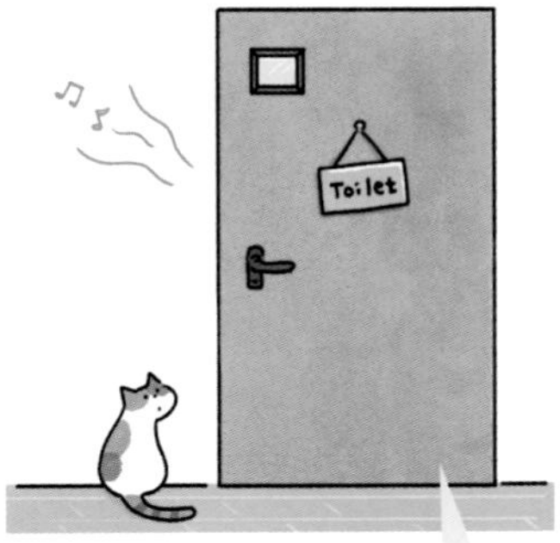

便秘は腸閉塞を引き起こす一因になります。決まった時間にトイレに行って排便を促す習慣をつけることで、スムーズな排便を目指しましょう。
ストレスは腸の動きを弱めます。ストレスをためないこともたいせつです。

胃切除後は、心身のさまざまな変調を体験して、不安や落ち込みから不眠に陥ることもあるでしょう。不眠は、体力や気力の減退、食欲低下をもたらします。また、不眠による自律神経の乱れから、食後の体調不良を引き起こすおそれもあります。
快食・快便・快眠のよい循環がめぐるよう、食べ方リハビリの実践と運動で、快眠につなげましょう。

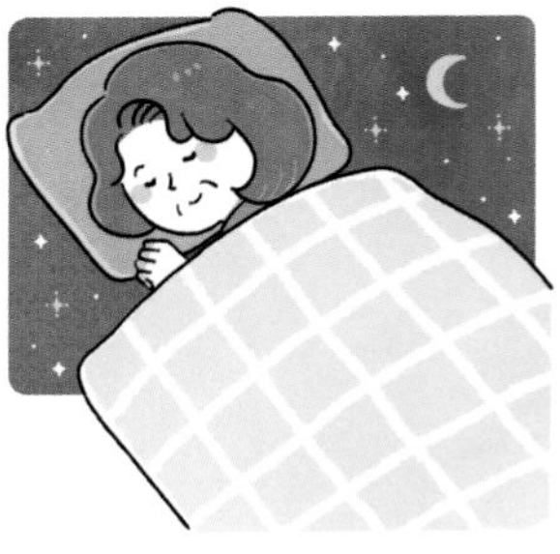

胃を切った人の回復記

Yさん（60歳代／男性）

Yさんの状態

51歳で胃全摘・転移リンパ節3か所郭清《かくせい》手術。
術後5年経過、再発なし。
しかし原因不明の全身に広がる「しびれ」との戦いが続いていました。

昨日はしびれを忘れてた！

しびれの原因は頸椎《けいつい》にあるのではないか、脳かもしれない、と、あちこちの病院を受診しましたが異常なし。医師からは、老化ではないか、精神的なものではないか、といわれたこともありました。そんなとき、親友からの紹介で、青木先生の診察を受けました。

　青木先生のアドバイスに従っても、最初の半年は変化がなく、やはりだめなのかもしれないと先行き不安な毎日でしたが、つらくても、とにかく最低1年は続けようと思いました。

　すると、しだいに生活パターンに変化が起き始め、「しびれる→がまんする、安静にする→血行が悪くなる→しびれが進行する」という〝悪魔の循環〟から、「しびれる→それでも運動する→血行がよくなる→薬の助けで入眠する&経腸栄養剤で消化の負担がなく栄養補給→筋肉がつく」という〝天使の循環〟へと転換したのです。

　3年を過ぎると「そういえば昨日はしびれを気にせずに1日過ごしていたな」と気づく日が、週に何日かあるようになりました。趣味のクラシックコンサート鑑賞も、しびれで気が散ることなく、楽しめるようになりました。体重も順調に増加していきました。

　今では、薬と食べ方リハビリ、運動を継続することで、さらに症状は改善するだろうと希望を持って、しびれとつき合っています。

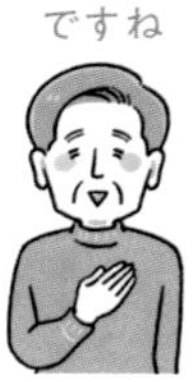

▼青木先生の診断は…

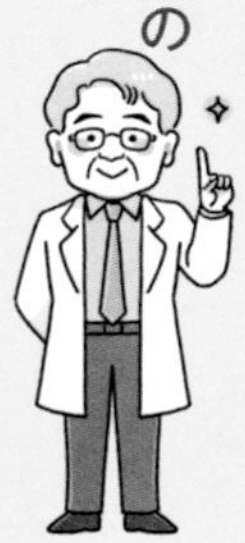

●Yさんは、胃全摘による栄養失調、代謝不良のため、末梢の毛細血管に栄養が行きわたらなくなり、末梢神経がダメージを受け、しびれの症状が現われました。

●栄養の不足分は、内臓や筋肉、骨に貯蔵されていたビタミンやミネラルで補います。何年かかけて体内の貯蔵分を使い果たすと、Yさんのように徐々に症状が出現してきます。

●しびれは身体がなんとかしようとがんばっているサイン。5年かかって進行したものは、回復にも同じくらい時間がかかると思って、リハビリにとり組みましょう。

●栄養を、ただ摂取するだけではだめです。筋肉や骨に栄養をとり込むためにも、運動してください。

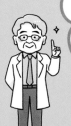

第2章

体にやさしい単品レシピ

退院直後や体調不良のときにおすすめのレシピです。野菜は繊維を断つように切る、汁にとろみをつけるなど、この時期のポイントも満載です。

料理写真は１人分の目安の量です。栄養価は１人分で表示しました。
この量が食べられないと感じる人も多いでしょう。
無理をせず、食べられる量を、ゆっくりよく噛《か》んで食べてください

落とし卵とキャベツのみそ汁

やわらかく火を通した野菜に、卵を落としてたんぱく質をプラス

材料（1人分）

卵	1個（50g）
キャベツ	30g
玉ねぎ	15g
だし	3/4カップ
みそ	大さじ1/2

作り方

1 キャベツは繊維に直角に短冊切りに、玉ねぎは繊維に直角に薄切りにする。

2 なべにだしと1を入れて火にかけ、ふたをして野菜がやわらかくなるまで煮る。

3 みそをとき入れ、卵を落とし入れてふたをし、好みのかたさになるまで火を通す。

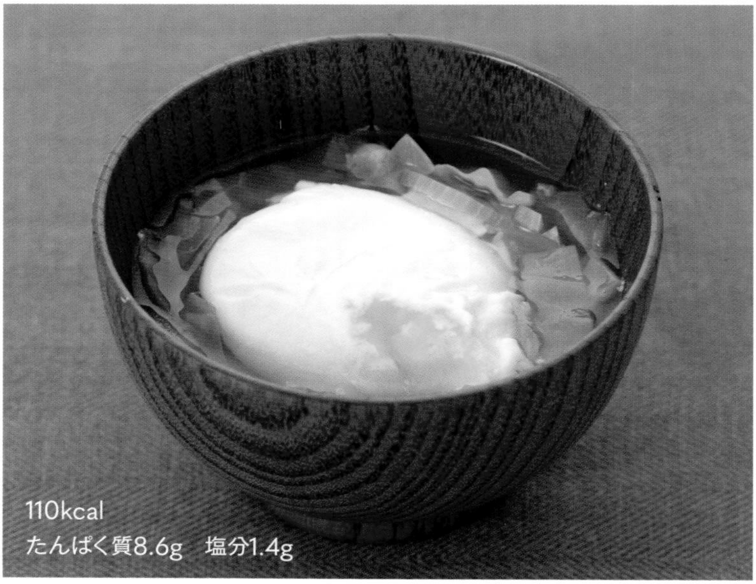

110kcal
たんぱく質8.6g　塩分1.4g

一言アドバイス

噛《か》んで食べる汁物に仕立てます。先にしっかり野菜と卵を噛んでから汁を飲むと、おなかにやさしい。

タイのみぞれ汁

おろし大根の甘味とだしの風味がタイのうま味を引き立てます

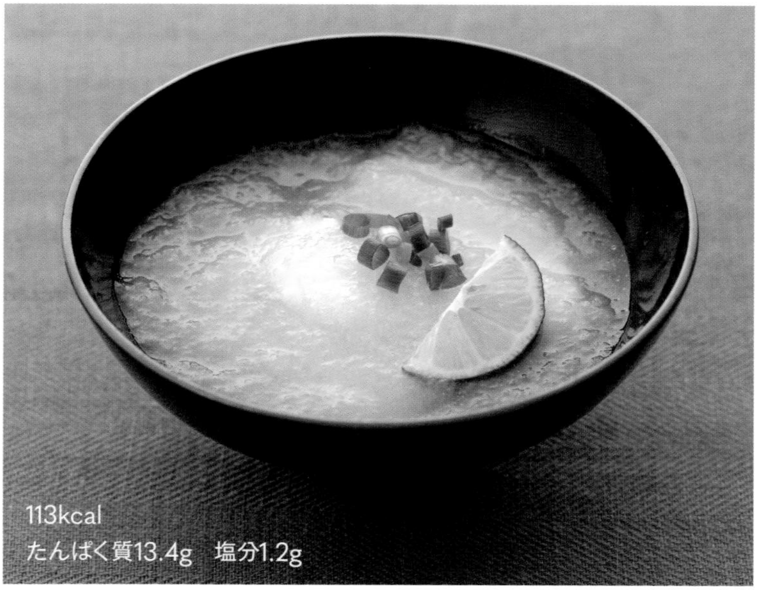

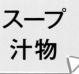

113kcal
たんぱく質13.4g　塩分1.2g

材料（1人分）

タイ（刺し身）	2切れ（60g）
かたくり粉	適量
大根	100g
だし	1/4カップ
A 塩	ミニスプーン1弱（0.8g）
A うす口しょうゆ	小さじ1/4
小ねぎ（小口切り）	少量
すだち（くし形切り）	1切れ

作り方

1 大根はすりおろし、なべに入れる。

2 だしを加えて火にかける。煮立ったらかたくり粉をまぶしたタイを入れて火を通し、Aを加える。

3 好みで小ねぎ、すだちを添える。

一言アドバイス

≫汁にとろみをつけ、のど越しよく仕上げます。
≫すだちなどの柑橘《かんきつ》類の香味は食欲を刺激します。

エビしんじょうのおすまし

しんじょうのふわふわな口当たりと、魚介のうま味が加わっただしが食欲をそそります

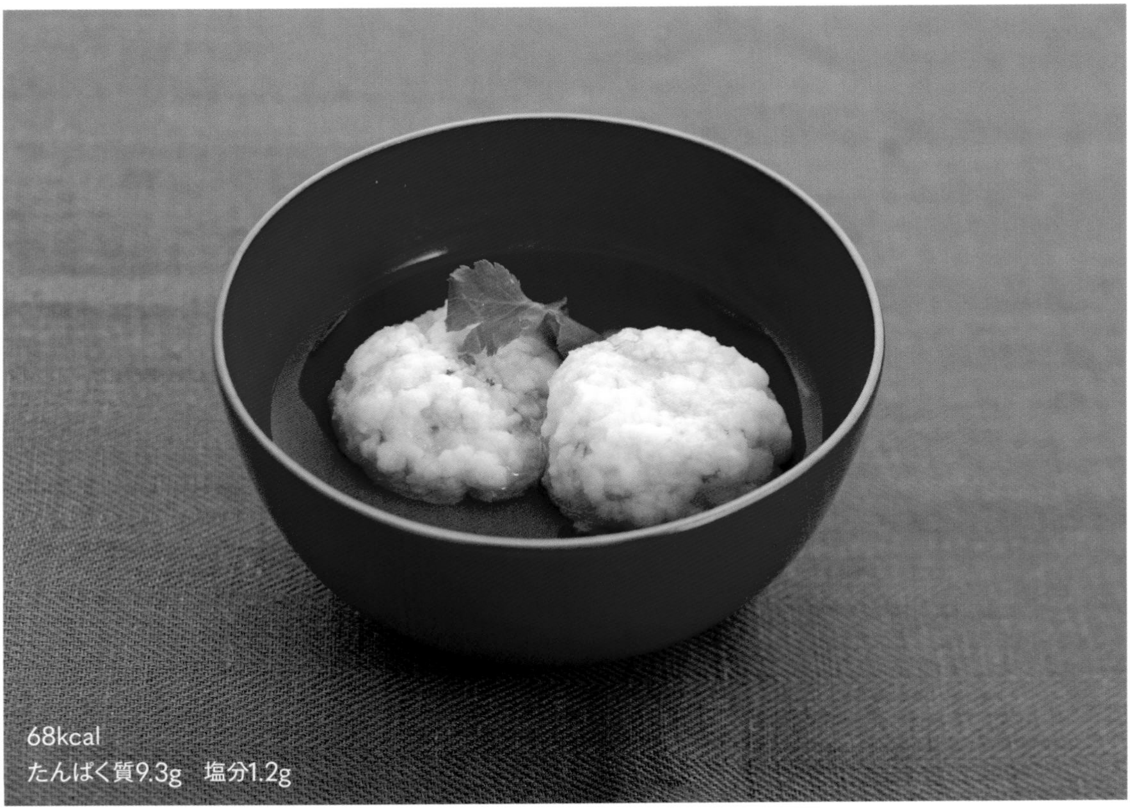

68kcal
たんぱく質9.3g　塩分1.2g

材料（1人分×2回）

無頭エビ	60g
はんぺん	小1枚（55g）
かたくり粉	小さじ2
だし	1¼カップ
A うすロしょうゆ	小さじ½
A 塩	ミニスプーン1弱（0.8g）
三つ葉	少量

作り方

1 エビは背わたを除き、包丁で細かくたたき刻んでボールに入れる。

2 はんぺんを加え、手でくずしながら混ぜ合わせてかたくり粉を加え、よく混ぜる。

3 なべにだしを入れて煮立て、**2**を¼量ずつ丸めて入れ、ふたをして火を通す。

4 Aを加えて味をととのえる。

5 器に盛り、三つ葉を飾る。

一言アドバイス

しんじょうは一口で食べられないよう、あえて大きく作ります。少量ずつ、箸でくずしながら食べ、唾液《だえき》とよく混ぜ合わせます。

オニオンパンスープ

玉ねぎのうま味と甘味がおいしい具だくさんスープ

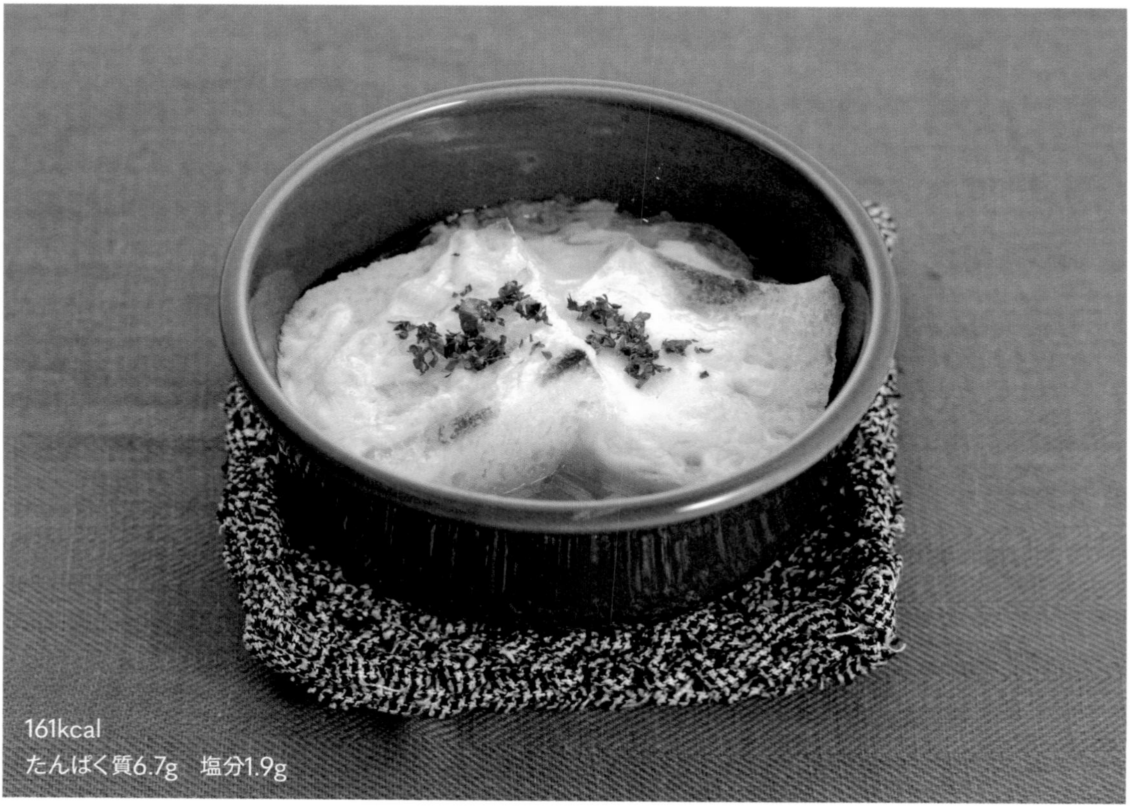

材料（1人分）

- 玉ねぎ……1/4 個（50g）
- オニオンパウダー（市販品・あれば）……少量
- バター……小さじ 1 1/4（5g）
- A
  - 顆粒ブイヨン……小さじ 1/4
  - 水……1カップ
- B
  - 塩……ミニスプーン1
  - こしょう……少量
- 食パン（6枚切り・耳を除く）……1/2 枚
- とろけるタイプのチーズ……15g
- パセリ（みじん切り・好みで）……少量

作り方

1 玉ねぎは繊維に直角に薄切りにする。

2 耐熱皿に**1**を入れてラップをかけ、電子レンジで2分加熱する。

3 なべにバターを入れて火にかけてとかし、**2**、オニオンパウダーを加えて2～3分いため、Aを加える。煮立ったらさらに2～3分煮て、Bで味をととのえる。

4 深めのグラタン皿に**3**を注ぎ、半分に切った食パンを入れ、チーズをのせてオーブントースターでこんがりと焼き色がつくまで焼く。好みでパセリをふる。

一言アドバイス

≫玉ねぎは、時間があればじっくりいためると甘味が増します。
≫市販の好みのスープに食パンを入れ、チーズをのせて焼いてもよいでしょう。

たっぷり野菜と豚肉のコンソメスープ　レモン風味

脂身の少ない豚肉とたくさんの野菜をレモンの酸味でいただきます

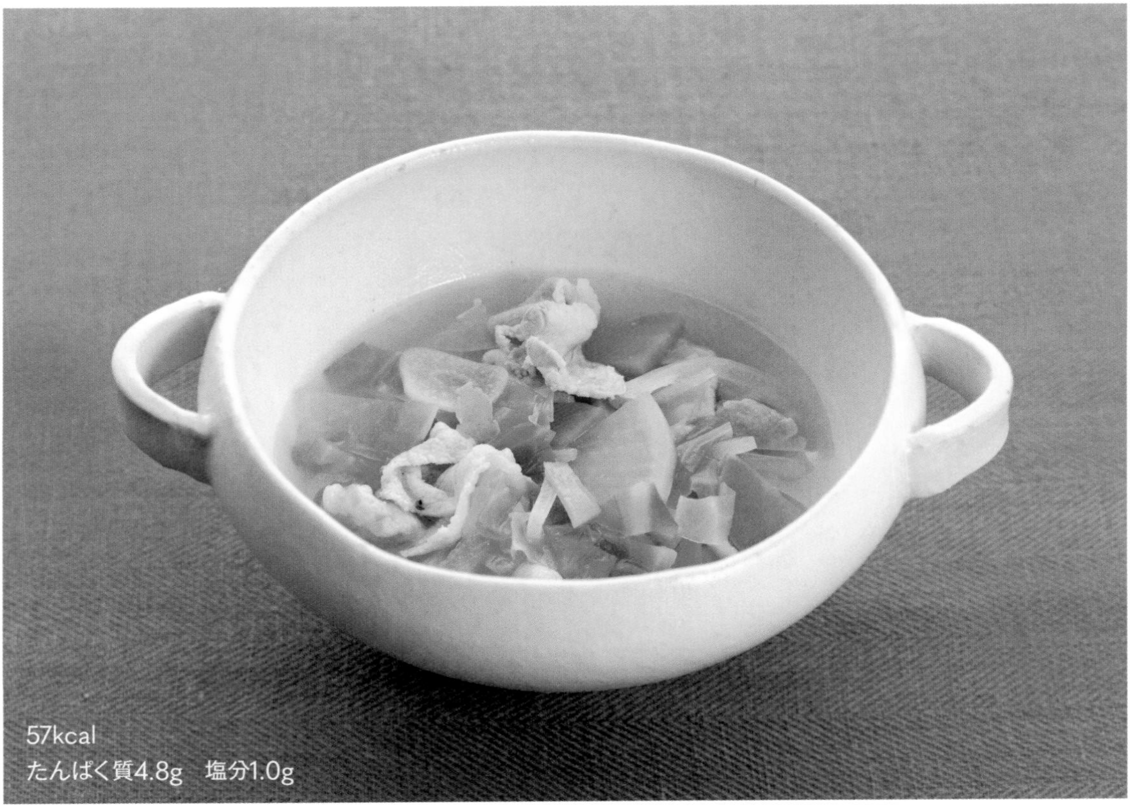

材料（1人分×2回）

	豚もも肉（しゃぶしゃぶ用）	40g
A	キャベツ	1/2 枚（40g）
	玉ねぎ	1/8 個（25g）
	大根	30g
	にんじん	20g
	にんにく（薄切り）	2 枚
	国産レモンの皮（細切り）	少量
	水	1 1/2 カップ
	顆粒ブイヨン	小さじ1/2
B	塩	小さじ 1/4
	こしょう	少量
	レモン果汁	小さじ2

作り方

1 豚肉は一口大に切る。キャベツは繊維に直角に短冊切りに、玉ねぎは薄切りにする。大根とにんじんはそれぞれいちょう切りにする。

2 なべに水とブイヨン、Aを入れてふたをし、火にかける。煮立ったら火を弱め、野菜がやわらかくなるまで煮る。

3 豚肉を入れて火を通し、Bで味をととのえる。

一言アドバイス

≫汁は少なめにし、たっぷり具を入れて、しっかり噛《か》めるスープに仕立てます。レモンで唾液《だえき》の分泌を促します。

≫レモンの皮は、防かび剤が使用されていない国産を使います。

ホタテとかぶの豆乳スープ

スープは汁けを少なくしてとろみをつけ、ゆっくりと食べるように仕立てます

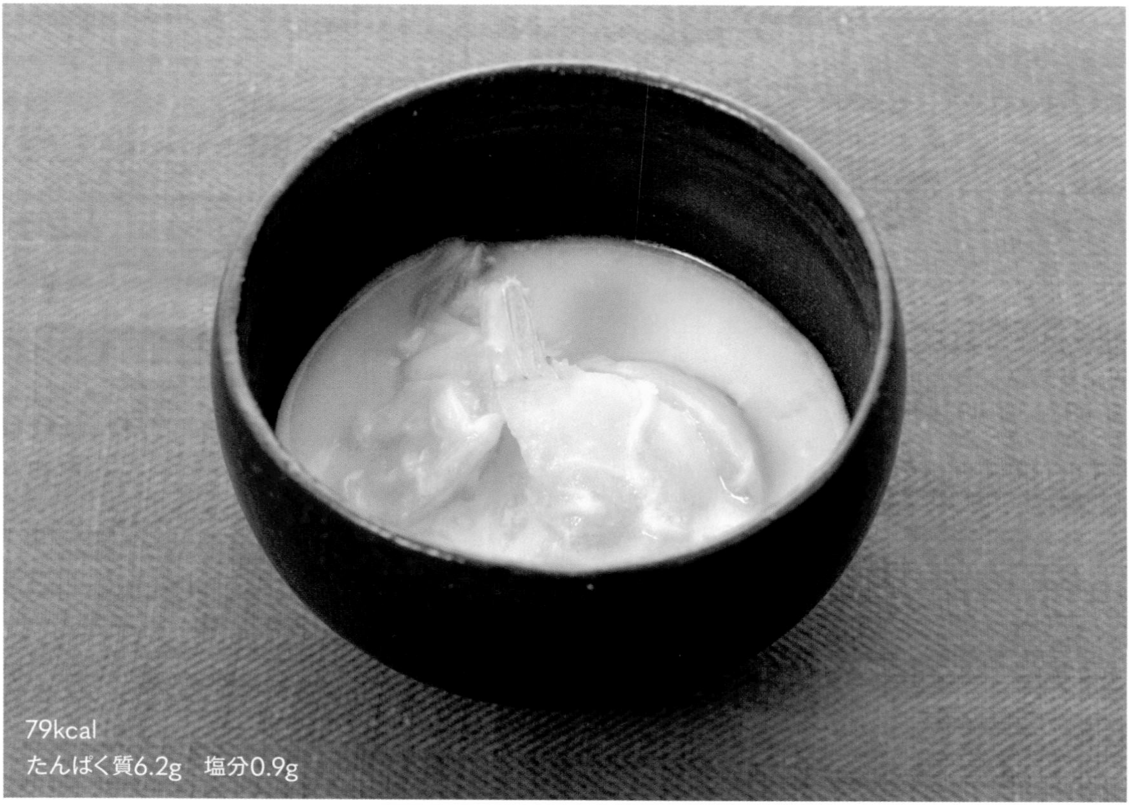

材料（1人分）

A
- かぶ（茎を1cm残す）……1個（75g）
- ホタテ水煮缶詰め（缶汁ごと）……1/2缶（32g）
- 顆粒ブイヨン……小さじ1/4
- 水……1/2カップ

B
- バター（室温にもどす）……小さじ1（4g）
- 小麦粉……小さじ1

- 豆乳（成分無調整）……1/2カップ
- 塩……ミニスプーン1

作り方

1. かぶは厚めに皮をむき、くし形切りにする。なべにAを入れてふたをし、煮立ったら火を弱めてかぶがやわらかくなるまで煮る。
2. Bを練り合わせて1に加えてとろみをつけ、豆乳を加えて温め、塩で味をととのえる。

一言アドバイス

≫かぶは皮の部分は繊維がかたいので、厚めに皮をむきます。茎の部分の繊維も気になるときは、切り落としてください。
≫ブールマニエ（バターと小麦粉）でとろみをつけ、飲み込みやすさと栄養価をアップしています。
≫ホタテに塩けがあるので、塩の分量は調整してください。

ミネストローネ

トマトの酸味が食欲をかき立てます。冷たくするのもおすすめ

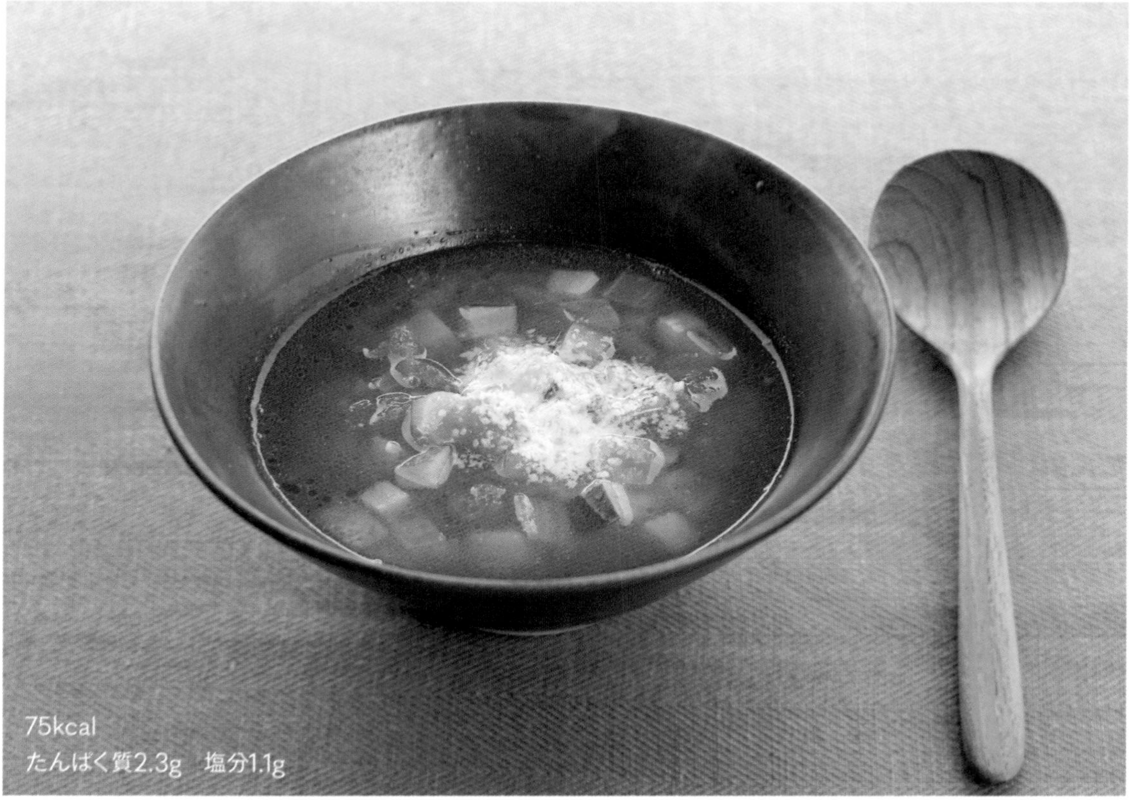

材料（1人分×2回）

トマト		小1個（150g）
玉ねぎ		1/4個（50g）
にんじん		30g
ズッキーニ		小1/2本（60g）
にんにく（みじん切り）		1/2かけ
オリーブ油		大さじ1/2
A	顆粒ブイヨン	小さじ1/2
	水	1 1/2カップ
	ロリエ	1枚
B	塩	小さじ1/4
	こしょう	少量
粉チーズ（好みで）		小さじ2

作り方

1 トマトは皮を湯むきして角切りに、玉ねぎ、にんじん、ズッキーニも角切りにする。

2 なべににんにくとオリーブ油を入れて熱し、香りが立ったら1を加えてうま味を出すようによくいためる。

3 Aを加えてふたをし、煮立ったら火を弱めて野菜がやわらかくなるまで煮る。Bで味をととのえ、好みで粉チーズをふる。

一言アドバイス

≫野菜は少量ずつ、しっかり噛《か》んで消化の負担を減らします。最後に汁を飲むようにすると、ダンピング症候群の予防になります。

≫マカロニや温泉卵などを加えると炭水化物やたんぱく質が加わり、しっかり栄養をとることができます。

長芋と卵の雑炊

火を通すとほっくりする長芋とごはんの組み合わせ

材料（1人分）

長芋（2㎝角に切る）……50g
ごはん……50g
だし……1カップ
塩……ミニスプーン1弱（0.8g）
うす口しょうゆ……ミニスプーン1/2
卵（ときほぐす）……1個（50g）
青のり……少量

作り方

1 なべに長芋、だしを入れてふたをし、2～3分煮てごはんを加え、好みのやわらかさになるまで煮る。塩としょうゆを加える。

2 卵をまわし入れ、ふたをして火を消し、余熱で火を通す。器に盛って青のりをふる。

一言アドバイス

よく噛《か》むことで長芋がなめらかにまとまり、飲み込みやすくなります。

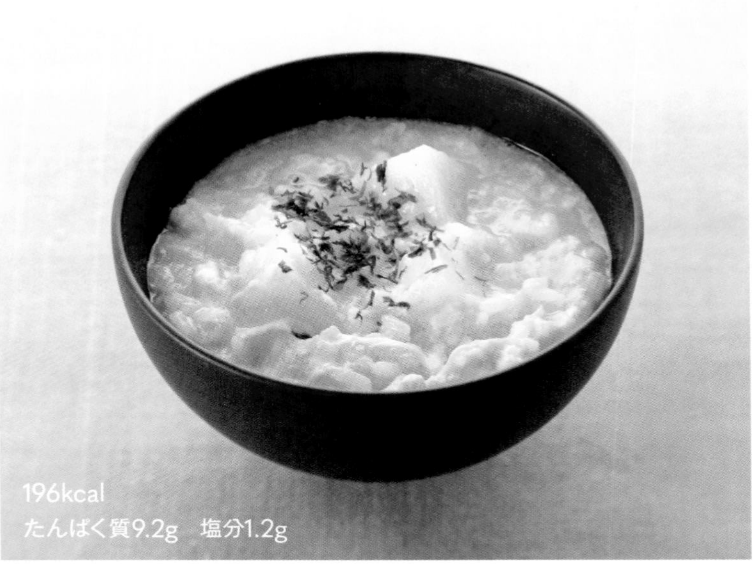

196kcal
たんぱく質9.2g　塩分1.2g

梅干しとごまの混ぜずし

シンプルな味わいの混ぜずし。食欲のないときにもおすすめです

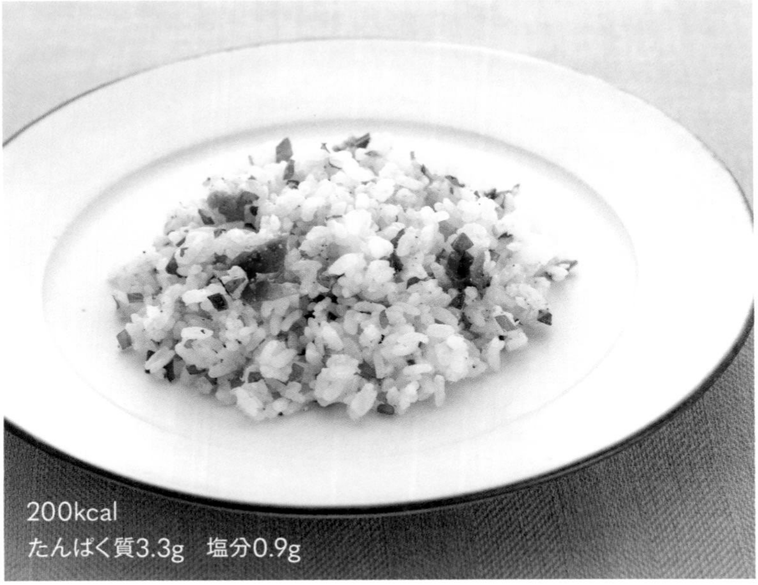

200kcal
たんぱく質3.3g　塩分0.9g

材料（1人分）

やわらかく炊いたごはん……100g
A 酢……大さじ1/2
　砂糖……小さじ1/2
　塩……ミニスプーン1/2
梅干し……小1/2個（5g）
青じそ……2枚
すり白ごま……小さじ1

作り方

1 梅干しは包丁でたたき刻み、青じそはみじん切りにする。

2 Aを合わせてごはんに加え、切るように混ぜ、あら熱をとる。

3 **1**とすりごまを加えて混ぜる。

一言アドバイス

≫梅干しで唾《だ》液《えき》の分泌を促します。
≫サケのほぐし身や錦糸卵、いり卵などを入れても。

鶏肉とモロヘイヤの中国風がゆ

鶏ささ身のうま味が出たスープで、ごはんをやわらかく煮込みました

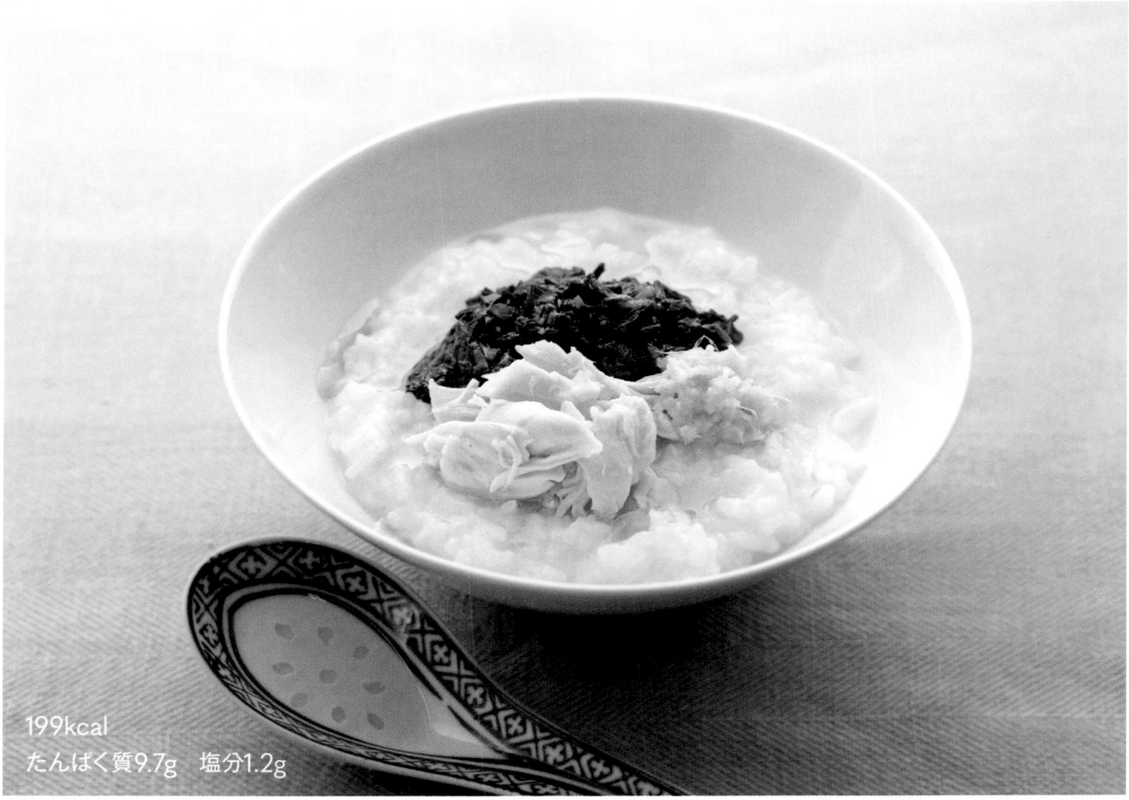

199kcal
たんぱく質9.7g　塩分1.2g

材料（1人分×2回）

鶏ささ身		1本（60g）
A	しょうが（薄切り）	1枚
	ねぎ（青い部分）	5cm
	水	2カップ
	酒	大さじ1
	塩	小さじ1/2
ごはん		160g
モロヘイヤ		50g
しょうが（すりおろす）		小さじ1/2
ごま油		小さじ1/2

作り方

1 なべにAを入れ、煮立ったらささ身を入れる。再び煮立ったら2～3分ゆで、そのままさめるまでおく

2 しょうが、ねぎをとり除く。ささ身はとり出し、裂く。

3 ごはんを**2**のなべに加えて火にかけ、煮立ったら火を弱めて10分ほど加熱する。火を消し、ふたをして5分蒸らす。

4 モロヘイヤはたっぷりの湯でゆで、細かく刻む。

5 器に**3**を盛り、ささ身、モロヘイヤ、しょうがをのせ、ごま油を垂らす。

一言アドバイス

≫鶏ささ身をしっかり噛みながら、ゆっくり食べます。とろみがあるモロヘイヤもゆっくりよく噛み、消化不良を防ぎます。

≫しょうがとごま油の風味をプラスして、エネルギーもアップ。

モッツァレラチーズとほうれん草のリゾット

トマトジュースを利用した簡単リゾット。ほうれん草で彩りと栄養をプラス

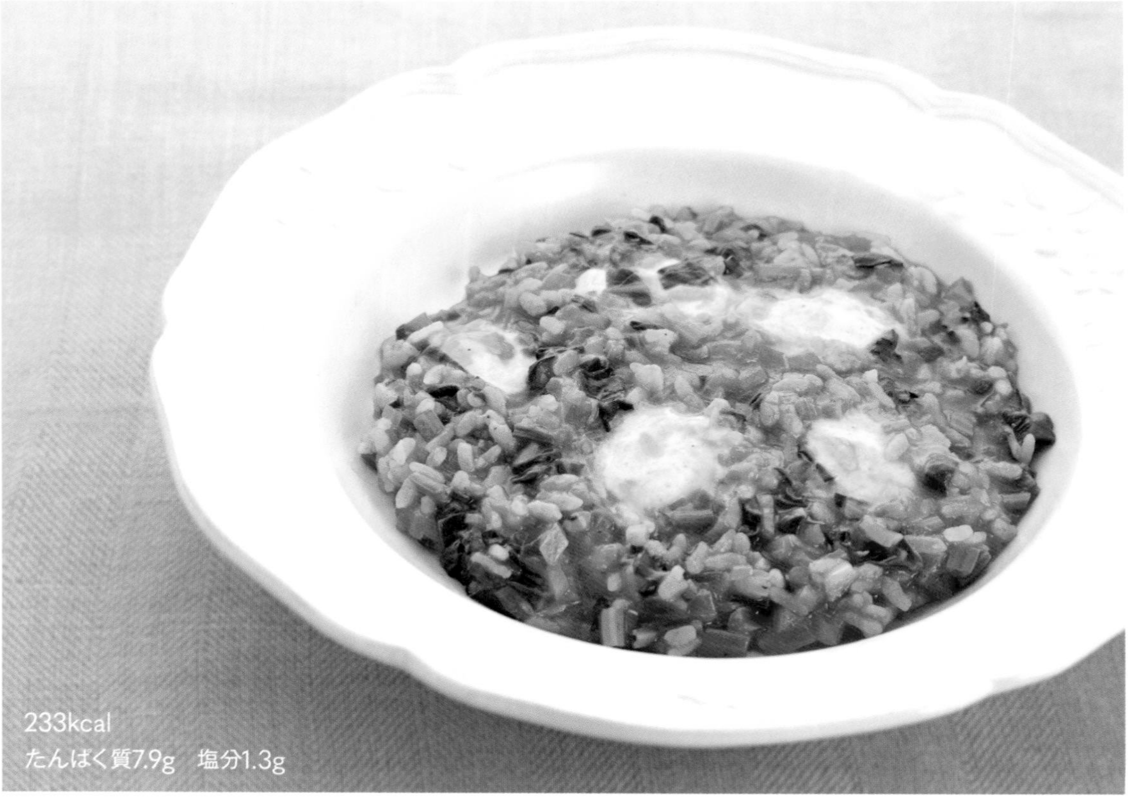

233kcal
たんぱく質7.9g　塩分1.3g

材料（1人分）

ほうれん草……30g
玉ねぎ……1/8個（25g）
にんにく（みじん切り）……少量
オリーブ油……小さじ1
A　ごはん……50g
　　トマトジュース（食塩無添加）……3/4カップ
塩……小さじ1/4
こしょう……少量
モッツァレラチーズ（1.5㎝角に切る）……25g

作り方

1 ほうれん草は細かく刻み、玉ねぎはみじん切りにする。
2 フライパンにオリーブ油とにんにくを入れて火にかけ、香りが立ったら玉ねぎをいためる。玉ねぎが透明になったらほうれん草を加えてさっといため、Aを加えて２～3分煮る。
3 塩、こしょうで味をととのえ、チーズを散らしてひと煮立ちさせる。

一言アドバイス

≫ほうれん草など繊維が長い葉物野菜は、刻んで混ぜることで彩りをプラスし、消化しやすい形で無理なく食べることができます。
≫たんぱく質を多く含むモッツァレラチーズが、味わいと食感にも変化を加えています。
≫調味料の塩の量は、トマトジュースの塩けをみて調整してください。

サンドイッチ2種（卵&ハム・ジャム&クリームチーズ）

エネルギーやたんぱく質がとれる、手軽な具を組み合わせました

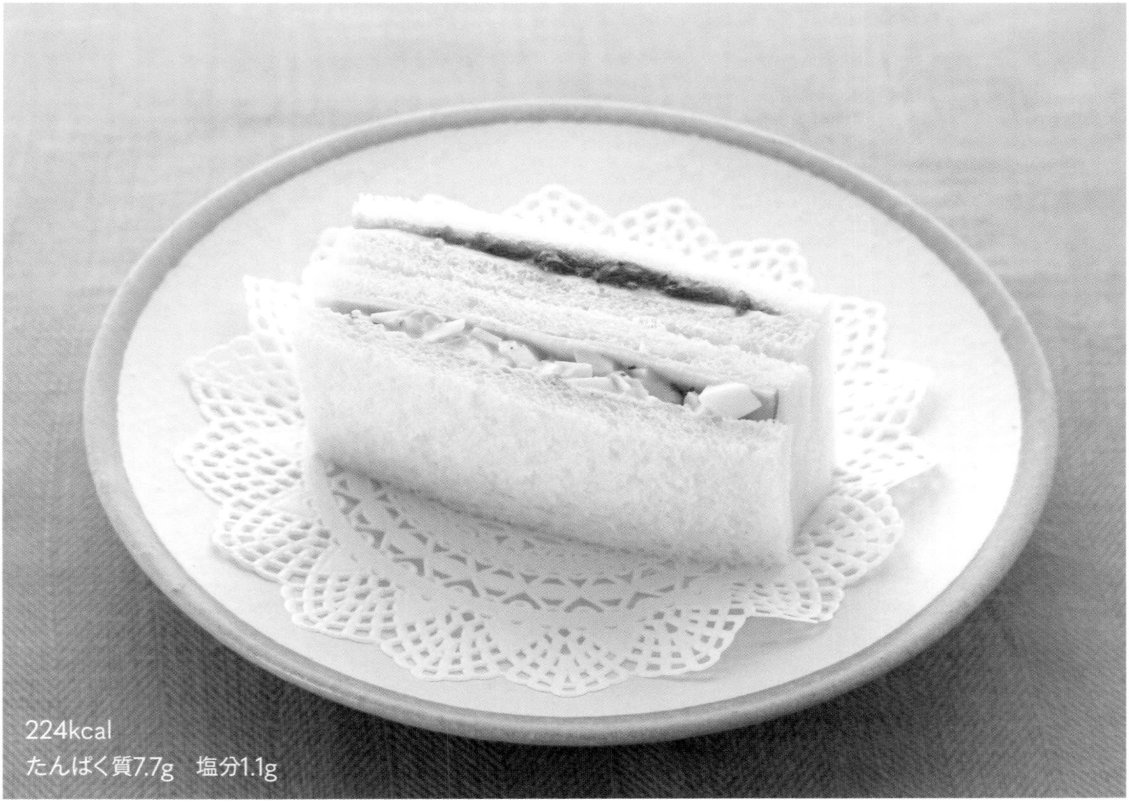

224kcal
たんぱく質7.7g　塩分1.1g

材料（1人分×2回）

食パン（12枚切り。耳を除く）……4枚
ゆで卵……1/2個（25g）
A
- 塩……ミニスプーン1/3弱（0.3g）
- こしょう……少量
- マヨネーズ……大さじ1/2
- 粒入りマスタード……小さじ1/4

ロースハム……1枚（18g）
バター……小さじ1/2（2g）
クリームチーズ……18g
ジャム（いちごなど）……大さじ1

作り方

1 ゆで卵の白身はあらみじん切りにし、黄身はつぶしてボールに入れ、Aを加えて混ぜ合わせる。

2 食パン2枚にバターを塗り、1、ハムをはさむ。食パン1枚にクリームチーズ、1枚にジャムを塗り、重ね合わせる。サンドイッチ2種を重ね、キッチンペーパーをのせて重石をし、5分ほどなじませる。

3 食べやすく切り分ける。

一言アドバイス

≫ゆで卵にハムを組み合わせ、よく噛《か》めるようにしました。
≫ジャムにクリームチーズを合わせることで、糖質を控えながらエネルギーをプラスすることができます。

鶏塩煮込みうどん

さっぱりとした塩味に柑橘《かんきつ》類の香りを添えた風味豊かな一品

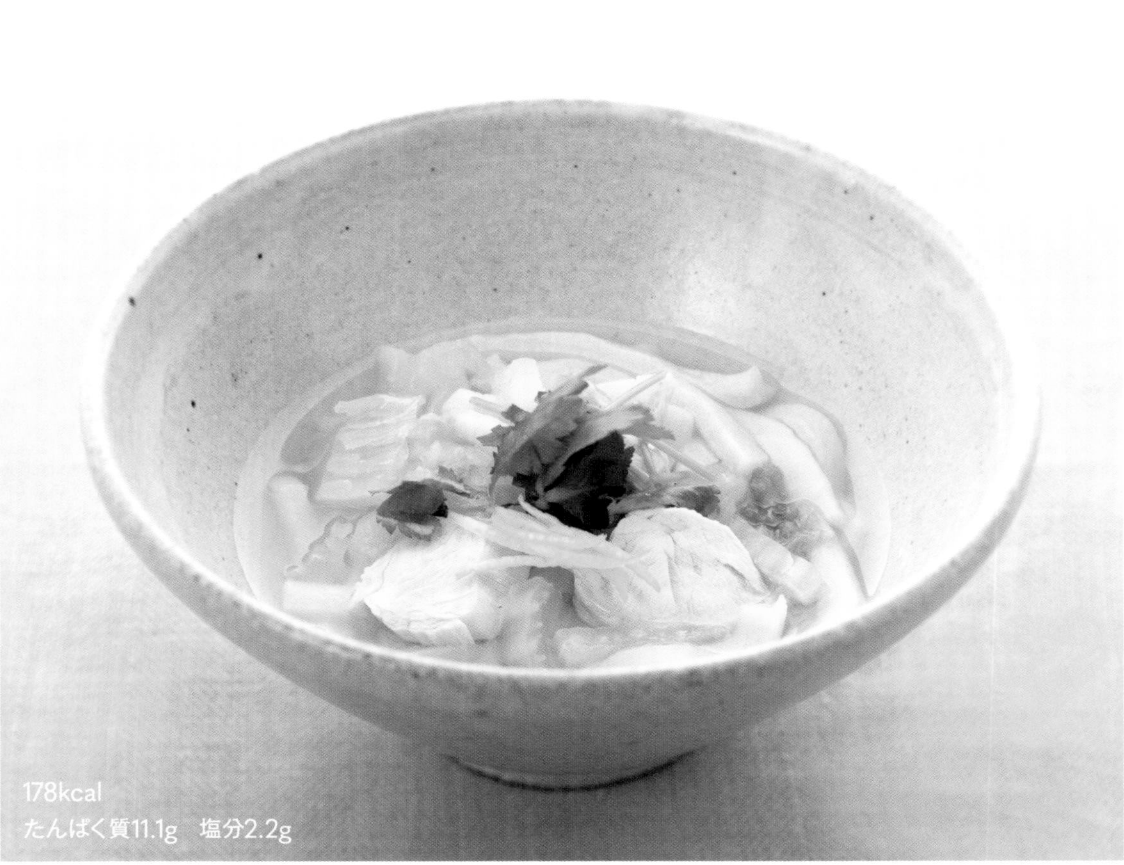

178kcal
たんぱく質11.1g　塩分2.2g

材料（1人分）

ゆでうどん		1/2 玉（110g）
鶏胸肉（皮つき）		30g
白菜		50g
A	だし	1 1/4 カップ
	みりん	小さじ1
	塩	小さじ1/3
三つ葉（刻む）		少量
ゆずの皮（せん切り）		少量

作り方

1 うどんは長さを短く切り、鶏肉は一口大に切る。白菜は繊維に直角に短冊切りにする。

2 なべにA、白菜を入れてふたをし、白菜がやわらかくなるまで5～6分煮る。

3 うどんを加え、煮立ったら鶏肉を入れて火を通す。

4 器に盛り、三つ葉、ゆずの皮を添える。

一言アドバイス

≫うどんは、コシが強くないもののほうがやわらかく仕上がります。さらに、袋入りのゆでうどんは四角くまとまっていますが、十文字に切ることで長さが短くなり、つるつると飲み込んでしまうのを防ぎます。1本ずつ、よく噛《か》んで食べましょう。

≫だしは市販の白だしを使っても。

一口
おかず

麩《ふ》のだし卵焼き

だしをきかせた卵に浸して麩を焼き、おなかにやさしく

材料（1人分×2回）

車麩……2個（乾20g）
A｜卵……1個（50g）
｜白だし（市販品）……大さじ½
｜水……大さじ1
サラダ油……小さじ1

作り方

1 車麩は水でもどし、水けをよく絞って、混ぜ合わせたAに浸す。
2 フライパンにサラダ油を熱し、1を入れて中火弱で両面をこんがり焼く。

一言アドバイス

たんぱく質を多く含む麩は消化がよく、保存がきくのでおすすめの食材。焼くことで、しっかり噛めるようになります。

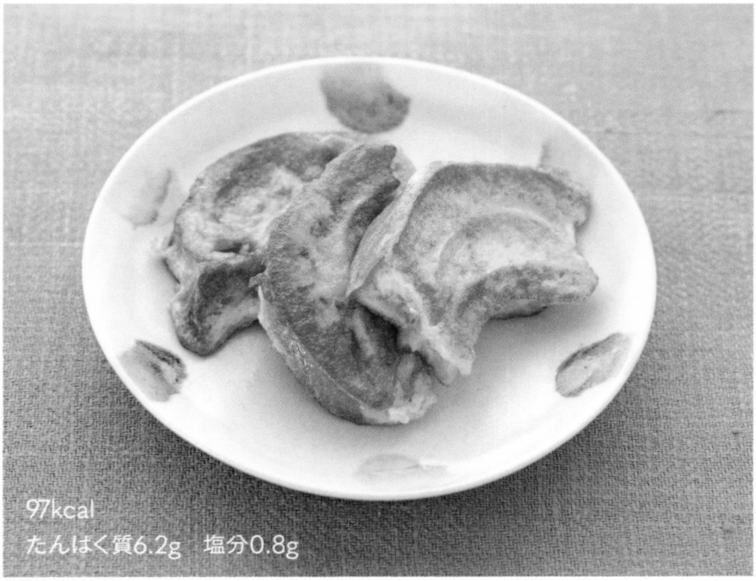

97kcal
たんぱく質6.2g　塩分0.8g

ふわふわ鶏肉シューマイ

鶏ひき肉にはんぺんを加え、ふんわりと蒸し上げます

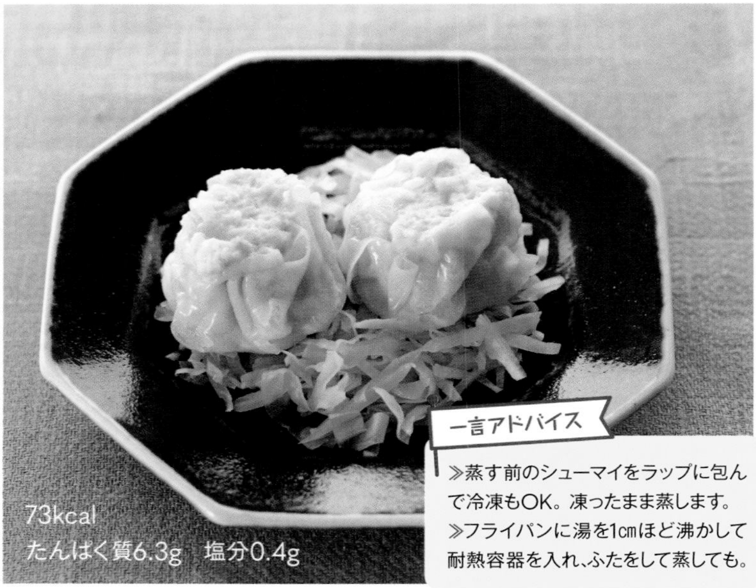

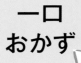

73kcal
たんぱく質6.3g　塩分0.4g

一言アドバイス

≫蒸す前のシューマイをラップに包んで冷凍もOK。凍ったまま蒸します。
≫フライパンに湯を1㎝ほど沸かして耐熱容器を入れ、ふたをして蒸しても。

材料（1人分×6回）

A｜鶏ひき肉……100g
｜はんぺん……大1枚（110g）
｜しょうゆ……小さじ½
｜酒……大さじ1
｜しょうが（すりおろす）……小さじ½
B｜玉ねぎ（みじん切り）……25g
｜かたくり粉……大さじ½
シューマイの皮……12枚
キャベツ（せん切り）……2枚（180g）

作り方

1 ボールにAを入れて練り、混ぜ合わせたBを加え混ぜる。
2 1をシューマイの皮に包む。
3 耐熱容器にキャベツを敷いて2をのせ、蒸気の上がった蒸し器で10～13分蒸す。

・好みでしょうゆやぽん酢しょうゆをつけて食べる。
・蒸したあと、冷蔵で3日、冷凍で3週間保存できる。

鶏肉のみそヨーグルト漬け焼き

一晩漬け込んだ鶏肉がジューシーな、みそ風味のタンドリーチキン

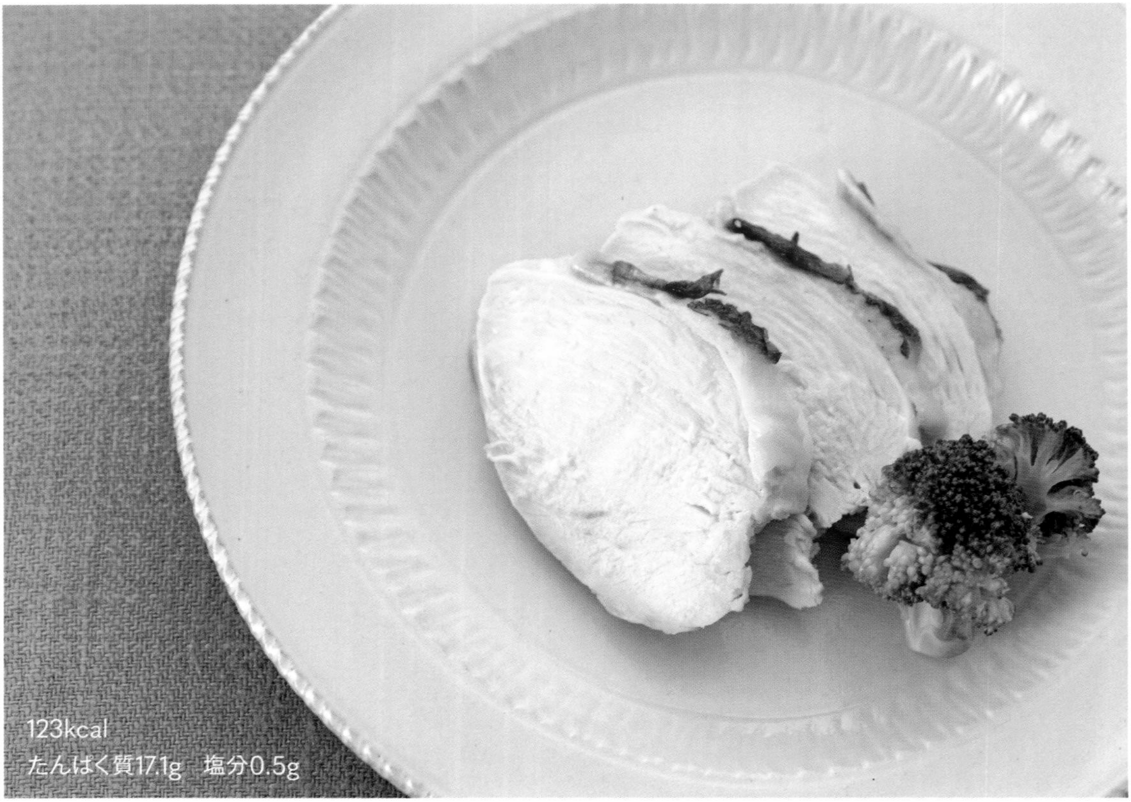

材料（1人分×4回）

	鶏胸肉	1枚（300g）
	塩	小さじ $1/4$
A	プレーンヨーグルト	100g
	みそ	大さじ1
	にんにく（すりおろす）	$1/2$ かけ
	ブロッコリー（ゆでる）	10g × 4回

作り方

1 鶏肉は厚い部分は開いて均一の厚さにし、塩をふって10分ほどおいて汁けをふく。

2 ポリ袋にAを入れて混ぜ合わせ（漬けだれ）、**1**を加えて冷蔵庫に一晩おく。

3 フライパンにオーブンシートを敷き、漬けだれをぬぐいとった鶏肉を入れてふたをし、両面をこんがりと焼く。

4 食べやすく切り分けて器に盛り、ブロッコリーを添える。

・冷蔵で3日保存できる。

一言アドバイス

≫ヨーグルトに漬けると鶏肉がやわらかくなり、うま味もプラスされます。しっとりとした焼き上がりになるのもうれしい。

≫鶏肉をAに漬けたまま冷凍することも可能です。

白身魚と豆腐の重ね蒸し しょうがソース

豆腐に刺し身をのせて電子レンジで加熱するだけの簡単蒸し物です。

材料（1人分）

白身魚※（刺し身）……2切れ（20g）
絹ごし豆腐……50g
酒……小さじ1
A しょうゆ・酢・ごま油……各小さじ1/2
A しょうが（すりおろす）……小さじ1/4
小ねぎ（小口切り）……少量

※タイ、カレイ、ヒラメなど好みで。

作り方

1 豆腐はキッチンペーパーに包んで軽く汁けをきる。
2 耐熱容器に1、白身魚をのせて酒をふり、ふんわりとラップをかけて電子レンジで1分30秒〜2分加熱する。
3 豆腐から出てきた汁けを捨て、混ぜ合わせたAをかけ、小ねぎを散らす。

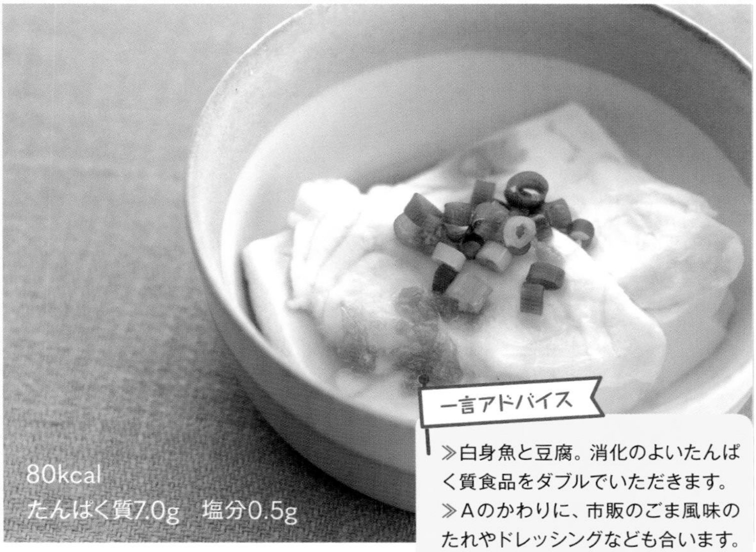

80kcal
たんぱく質7.0g　塩分0.5g

一言アドバイス

≫白身魚と豆腐。消化のよいたんぱく質食品をダブルでいただきます。
≫Aのかわりに、市販のごま風味のたれやドレッシングなども合います。

カジキのチーズピカタ

魚と卵とチーズでしっかりとたんぱく質がとれます。さめてもおいしい

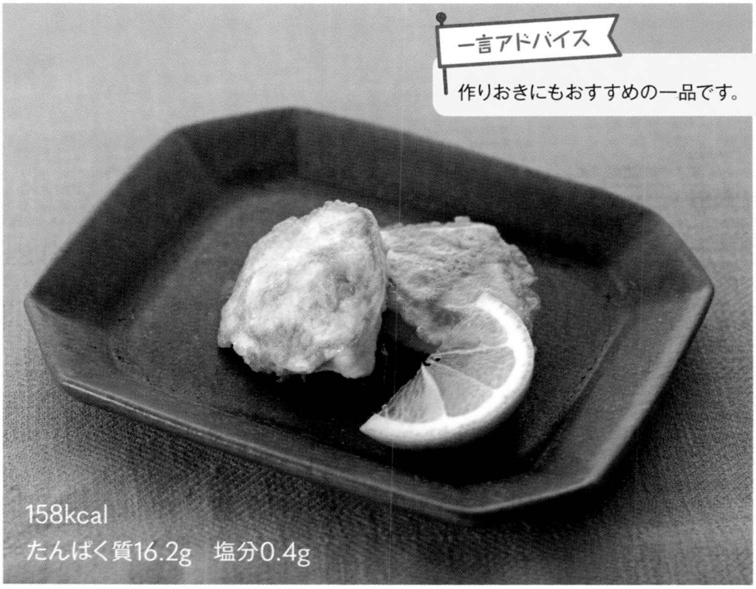

158kcal
たんぱく質16.2g　塩分0.4g

一言アドバイス

作りおきにもおすすめの一品です。

材料（1人分×2回）

メカジキ……1切れ（100g）
塩・こしょう……各少量
小麦粉……小さじ2
A 卵（ときほぐす）……1個（50g）
A 粉チーズ……小さじ2
オリーブ油……小さじ2
レモン（くし形切り）……2切れ

作り方

1 メカジキは4つに切り、塩をふって5分ほどおく。
2 メカジキの汁けをふいてこしょうをふり、小麦粉をまぶしてAをからめる。
3 フライパンにオリーブ油を熱してメカジキを入れ、両面をこんがりと焼く。器に盛り、レモンを添える。

カニ入り養老豆腐

大和芋にカニとだしのうま味を合わせ、かんてんでかためます

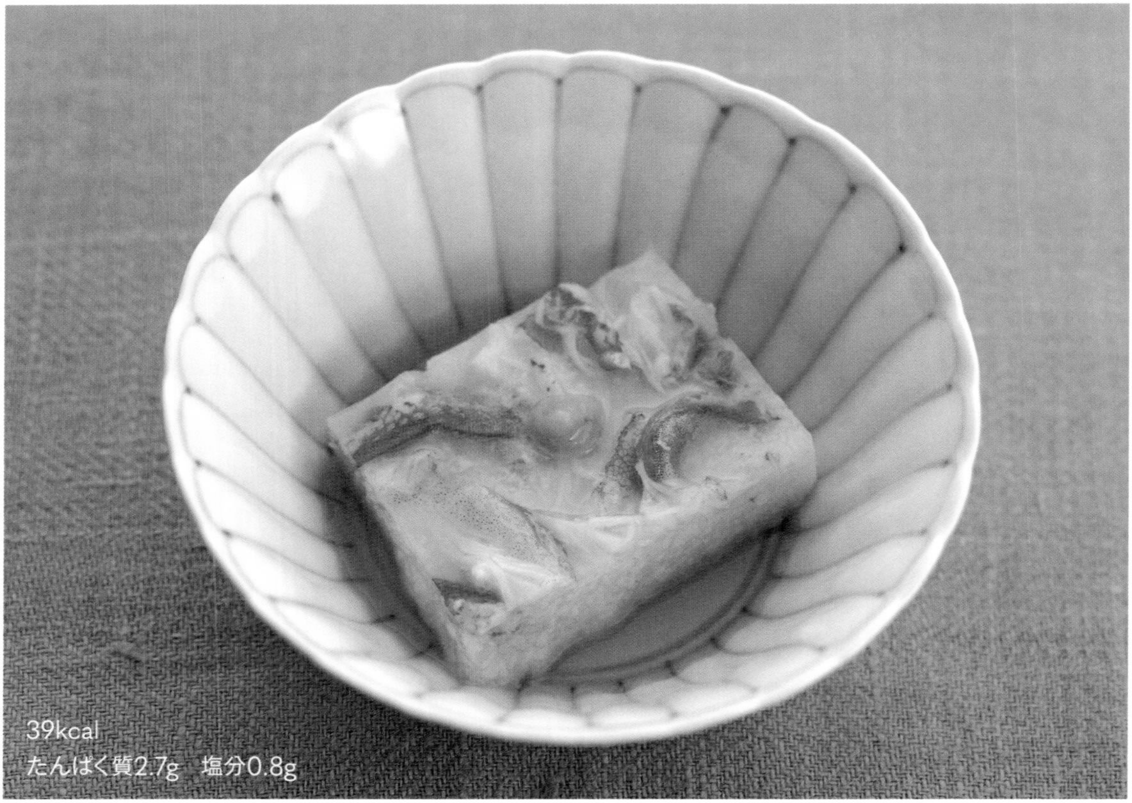

材料（1人分×6回）

大和芋（すりおろす）……150g
A｜だし……¾カップ
　｜うす口しょうゆ……小さじ½
　｜塩……小さじ¼
　｜粉かんてん……2g
カニ（ほぐし身）……50g
B｜だし・うす口しょうゆ……各小さじ2
　｜酢……小さじ1
練りわさび（好みで）……少量

作り方

1 なべにAを入れ、煮立ったら火を弱めて1～2分煮て、大和芋に少しずつ加えてよく混ぜ合わせる。
2 保存容器に**1**を流し入れ、カニを散らし、冷蔵庫で冷やしかためる。6等分に切る。
3 Bは混ぜ合わせる。器に**2**を1切れ盛り、Bの⅙量をかけてわさびを添える。

・冷蔵で4日保存できる。

一言アドバイス

Bはかけなくてもおいしく食べられます。口当たりよく、上品な味で、食欲のないときもおすすめです。

はんぺんの梅みそ焼き

こんがりと焼いた梅みそマヨネーズが食欲を高めます

材料（1人分×2回）

はんぺん……大1枚（110g）
A｜梅干し（たたき刻む）…1/2個（4g）
｜みそ……小さじ1/2
｜マヨネーズ……小さじ1
青じそ（せん切り）……1枚

作り方

1 はんぺんは4つに切り、Aを混ぜ合わせて塗る。

2 オーブントースターの天板にアルミ箔《はく》を敷いて油少量を塗り、**1**をのせてこんがりと焼く。器に盛り、青じそをのせる。

一言アドバイス

梅干しの香味で、消化の働きも持つ唾液《だえき》がじわりと出てきます。

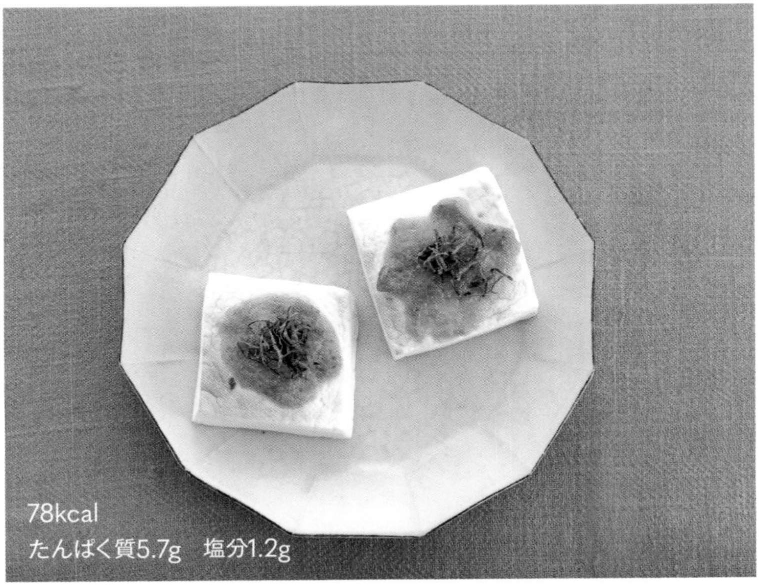

78kcal
たんぱく質5.7g　塩分1.2g

にんじんのおかか カテージチーズあえ

低脂肪で高たんぱく質のカテージチーズを衣にした洋風あえ物

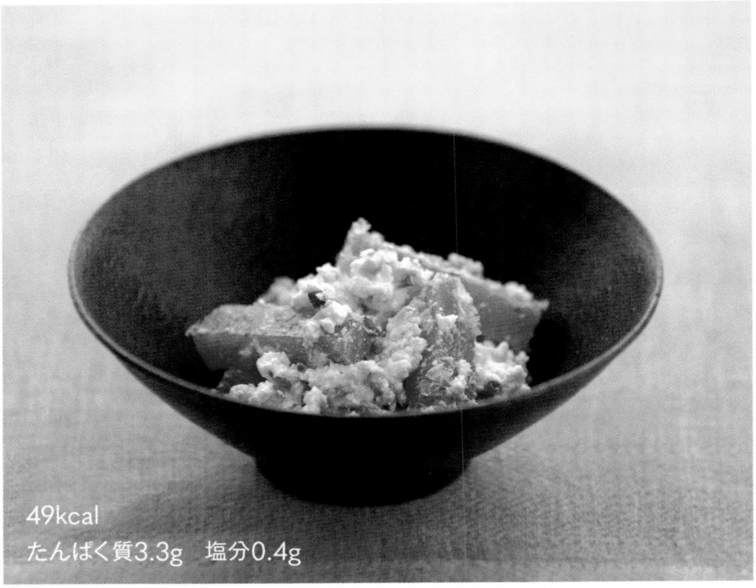

49kcal
たんぱく質3.3g　塩分0.4g

材料（1人分×2回）

にんじん……60g
A｜カテージチーズ……大さじ2
｜うす口しょうゆ……小さじ1/2
｜オリーブ油……小さじ1
削りガツオ……ひとつまみ

作り方

1 にんじんは拍子木切りにし、塩少量を加えた湯でゆで、ざるにあげる。

2 ボールにAを合わせ、**1**、削りガツオを加えてあえる。

一言アドバイス

にんじんは心地よい噛《か》みごたえを残すよう、拍子木切りにします。にんじんのほか、ブロッコリーやほうれん草、トマトなどをあえても。

かぶのそぼろ煮

鶏肉のうま味とかぶの甘味が引き立つ、体にやさしい一皿

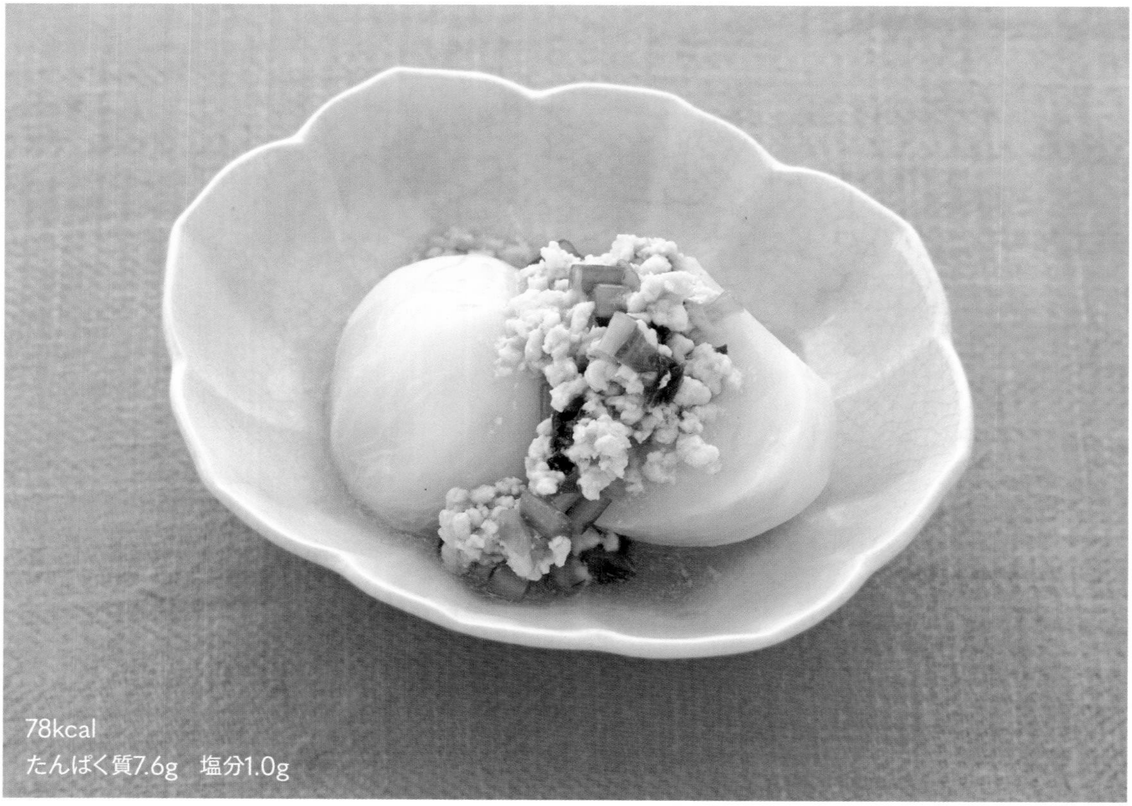

78kcal
たんぱく質7.6g　塩分1.0g

材料（1人分×2回）

- かぶ……2個（150g）
- A
  - だし……3/4カップ
  - しょうゆ・みりん……各小さじ1
  - 塩……ミニスプーン1
- 鶏ひき肉……60g
- かぶの葉（小口切り）……2本（20g）
- しょうが（すりおろす）……小さじ1/2
-
  - かたくり粉……小さじ1
  - 水……小さじ2

作り方

1. かぶは厚めに皮をむき、縦半分に切る。
2. なべにA、**1**を入れて火にかけ、煮立ったら中火弱にする。厚手のキッチンペーパーで落としぶたをし、かぶがやわらかくなるまで10分ほど煮る。
3. かぶをとり出し、器に盛る。
4. なべに残った煮汁にひき肉、かぶの葉、しょうがを入れて火にかけ、ひき肉に火が通ったら、水どきかたくり粉でとろみをつけ、**3**にかける。

一言アドバイス

≫かぶを、煮くずれを防ぎながらやわらかく煮るには、キッチンペーパーを落としぶたがわりに使うのがコツです。

≫鶏ひき肉は、胸肉をひいたものを選ぶと脂肪が少なく、さらに消化にやさしくなります。

おやつ
間食

白桃の濃厚ヨーグルトあえ

ヨーグルトの乳酸菌と果物の食物繊維で腸内環境をととのえます

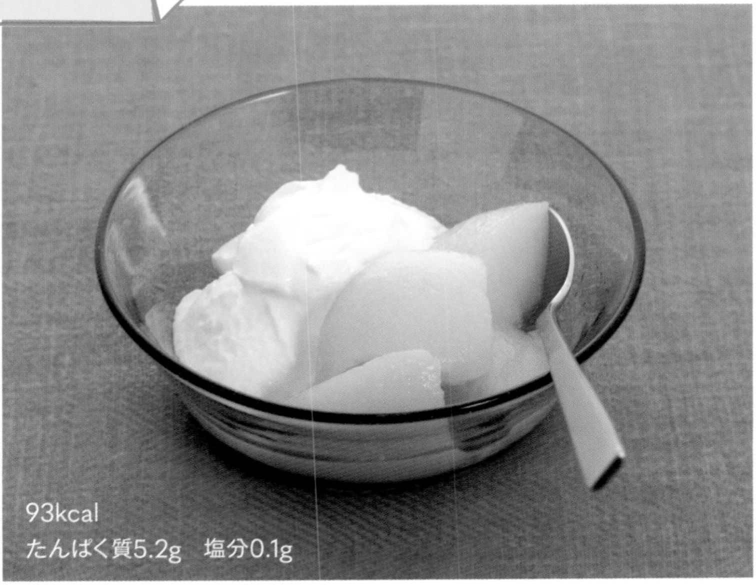

93kcal
たんぱく質5.2g　塩分0.1g

材料（1人分）

果物の缶詰め（白桃など好みで）……50g
プレーンヨーグルト（乳清が少ないかためのもの）……50g

作り方

1 果物は一口大に切る。
2 器にヨーグルトを盛り、果物をのせる。

一言アドバイス

ヨーグルトは、普通のプレーンヨーグルトを汁けをきって使ってもOK。ざるにキッチンペーパーを敷き、ヨーグルトを入れて冷蔵庫に3～4時間おきます。

煮りんご　アミノ酸ゼリーかけ

りんごとアミノ酸ゼリーを合わせた、栄養補給できるおやつです

材料（1人分）

A｜りんご（皮を除いていちょう切り）……1/4個（50g）
　｜オリゴ糖……大さじ1/2
　｜レモン果汁……小さじ1
アミノ酸入りゼリー（市販品）……1/2パック（50g）

作り方

1 耐熱容器にAを入れてふんわりとラップをかけ、電子レンジで1分30秒～2分加熱する。あら熱をとり、冷蔵庫で冷やす。
2 1にアミノ酸入りゼリーをかける。

一言アドバイス

ゼリーに果物を合わせることで、つるんと食べてしまうのを防ぎ、ゆっくり噛《か》んで食べることができます。

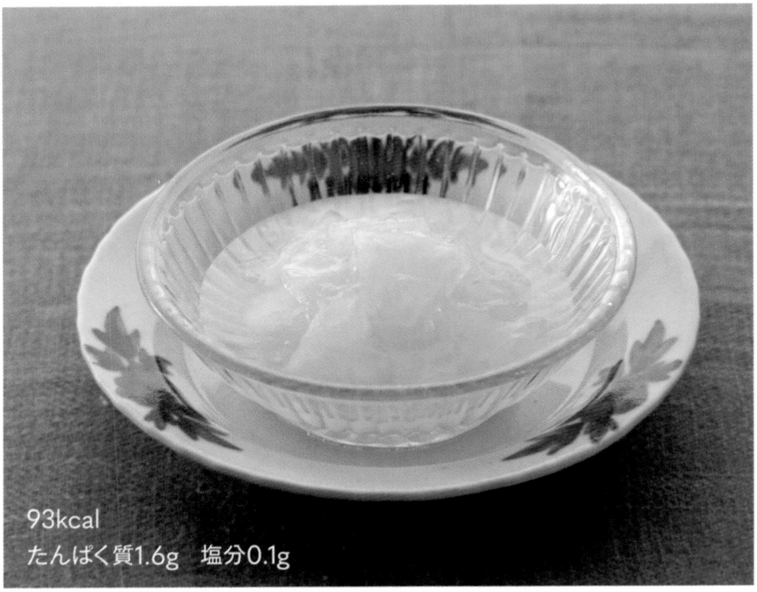

93kcal
たんぱく質1.6g　塩分0.1g

一口おにぎり（梅おかか・青のりシラス）

噛《か》めば噛むほどうま味が広がります。

材料（1人分）

やわらかく炊いたごはん……100g
A｜梅干し（たたき刻む）…1/2個（4g）
　｜削りガツオ……少量
B｜シラス干し……大さじ1/2（3g）
　｜すり白ごま……小さじ1/2
　｜青のり……ミニスプーン1

作り方

1 ごはんの半量にA、半量にBを入れて混ぜ合わせ、好みの形ににぎる。

一言アドバイス

おにぎりの1つは梅干しで唾液《だえき》の分泌を促し、もう1つはシラス干しでカルシウムをプラスしています。

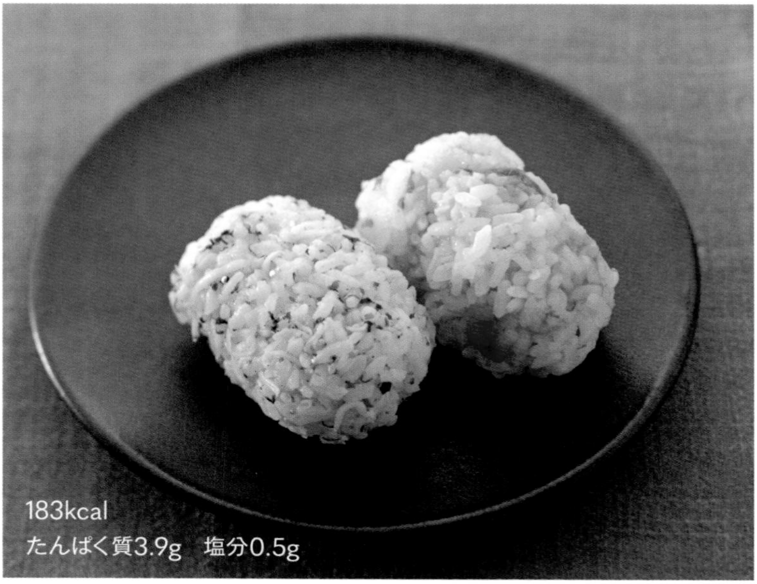

183kcal
たんぱく質3.9g　塩分0.5g

豆腐とツナのディップ

豆腐をベースにしたお手軽ディップです

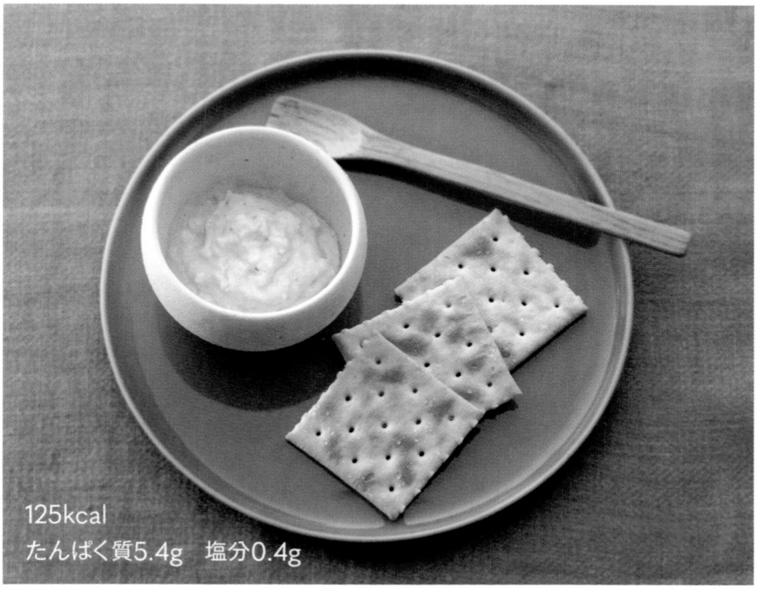

125kcal
たんぱく質5.4g　塩分0.4g

材料（1人分×2回）

A｜絹ごし豆腐……50g
　｜ツナ油漬け缶詰め
　｜……小1/2缶（35g）
　｜クリームチーズ……18g
　｜黒こしょう……少量
ソーダクラッカー……6枚

作り方

1 ツナは缶汁をきる。
2 Aを混ぜ合わせる。器に盛り、クラッカーを添える。

一言アドバイス

豆腐、ツナ、クリームチーズで栄養も味わいも満足です。パンに塗ったり、温野菜や蒸したじゃが芋などをあえてもおいしい。

アボカドバナナスムージー

食欲がないときの栄養補給に。おなかの調子が悪いときにもおすすめです

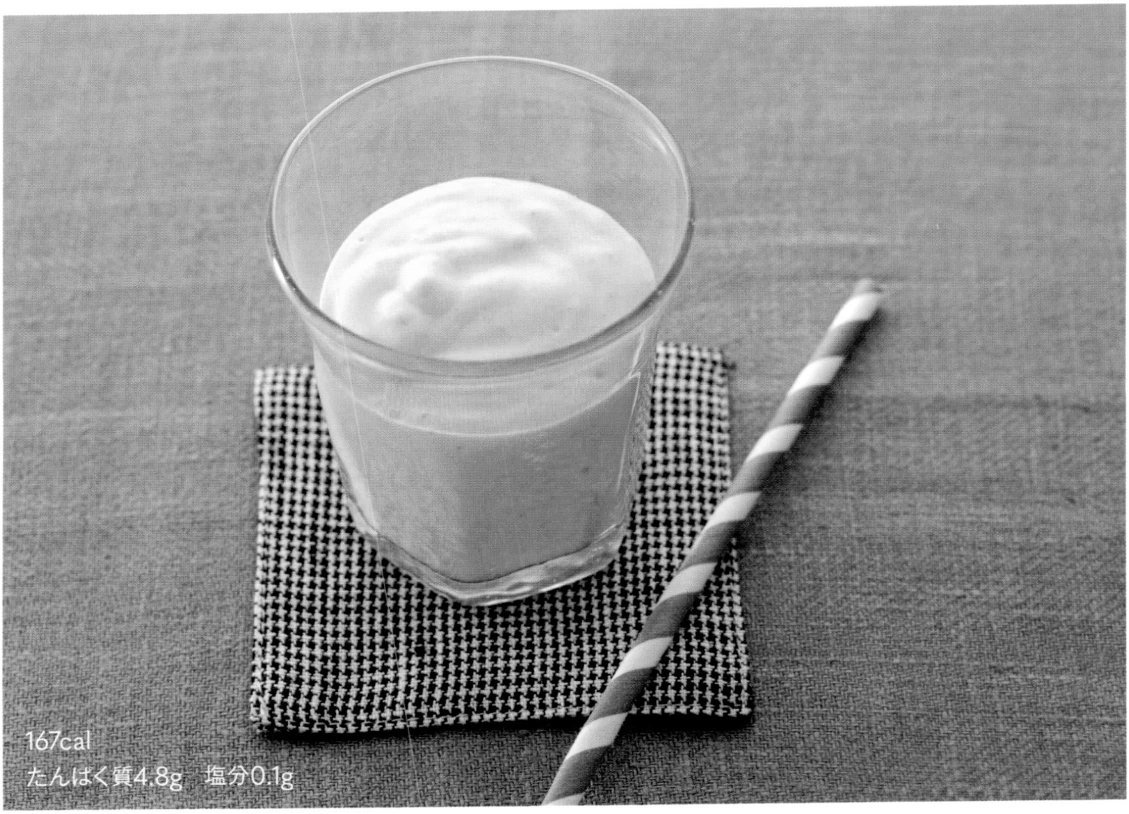

材料（1人分×2回）

アボカド		1/2個（70g）
バナナ		1/2個（50g）
A	プレーンヨーグルト	100g
	豆乳（成分無調整）	1/2カップ
	オリゴ糖	大さじ2

作り方

1 アボカド、バナナはそれぞれ一口大に切る。

2 ミキサーに**1**、Aを入れ、なめらかになるまで攪拌《かくはん》する。

一言アドバイス

≫アボカドは栄養価が高く、そのまま食べられるのでおすすめの食材です。食物繊維を多く含みますが、スムージーのようにミキサーで攪拌すれば安心して食べられます。

≫消化不良を起こさないよう、少量ずつゆっくり飲むようにしてください。スプーンですくいながら食べるようにしてもよいでしょう。

column❶

胃を切った人必見！

体重減少、栄養不足を防ぐ味方

胃切除後の体重減少や栄養不足の予防に、早い段階から、消化酵素薬と経腸栄養剤が必須です。

消化酵素薬

胃を失うと小腸での消化吸収の働きが悪くなり、消化不良や栄養不足によるさまざまな後遺症の原因になります。そのため、複数の消化酵素を配合した消化酵素薬が不可欠になります。

消化酵素薬は、食事中または食後すぐに服用するもので、医師の処方箋《せん》が必要です。胃切除後、早い段階からの服用が望ましいのですが、種類もさまざまあるので、消化酵素薬を処方されていない場合は医師に相談しましょう。

経腸栄養剤

経腸栄養剤は、食事がとれなかったり不充分だったりするとき、また消化・吸収機能が低下しているときなどの栄養素補給のために使われています。成分栄養剤（エレンタール®）、消化態栄養剤、半消化態栄養剤（エンシュア・リキッド®、ラコール®）があり、医師の処方箋が必要です。必要な栄養が摂取できる食事をとりながら、経腸栄養剤を補助的に利用したいものです。

中でも広く用いられるのは、半消化態栄養剤です。たんぱく質、炭水化物、ミネラル、ビタミンがバランスよく配合され、腸からじかに吸収できるよう、それぞれの段階に消化されています。少量で高エネルギーなのも特徴です。

経腸栄養剤はゆっくり飲まないと消化・吸収が間に合わず、下痢を起こすことがあります。また、独特な香りや甘味が苦手という声も多く聞かれます。医師や管理栄養士に、無理なく摂取できる方法をアドバイスしてもらうことをおすすめします。

本書に登場する経腸栄養剤

本書の献立ページに登場する経腸栄養剤は、半消化態栄養剤のエンシュア・リキッド®（製品名）。バニラ味、コーヒー味、ストロベリー味があります。

1缶250mL入りでエネルギーは250kcal。さまざまな栄養素をバランスよく含み、腸から吸収しやすいように消化されています。

無理なく飲みきるには…

1缶を1度にとるのはきびしいという人も多いので、本書では、1日3食＋間食1回で1缶を飲みきる設定にしています。

1回当たりの量は62.5mL。ちょうど写真のような小ぶりのグラス1杯分です。

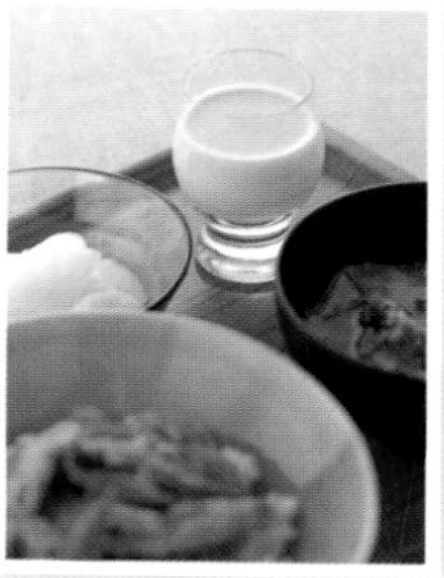

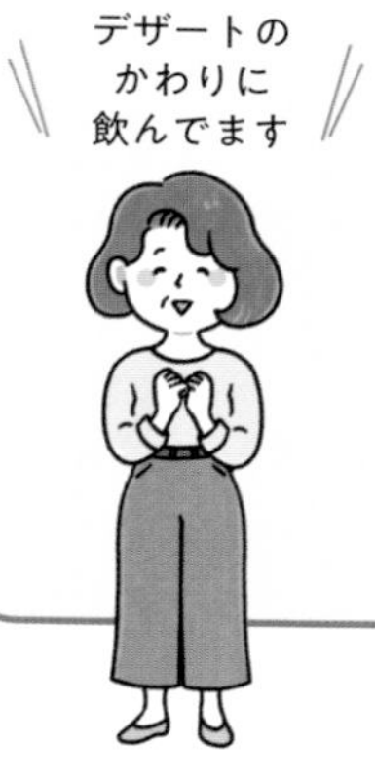

冷蔵で冷やすのも手

缶を開けたらかならず冷蔵保存をし、24時間以内に飲みきるようにします。

半消化態栄養剤が飲みにくい場合は、冷蔵で冷やす、水でうすめるなどするとよいとの声もあります。医師や管理栄養士に相談しましょう。

第3章

安心して食べられる献立

胃を切った人が安心して食べられる朝、昼、夕の献立です。経腸栄養剤を献立に組み込んだ例もご紹介します。

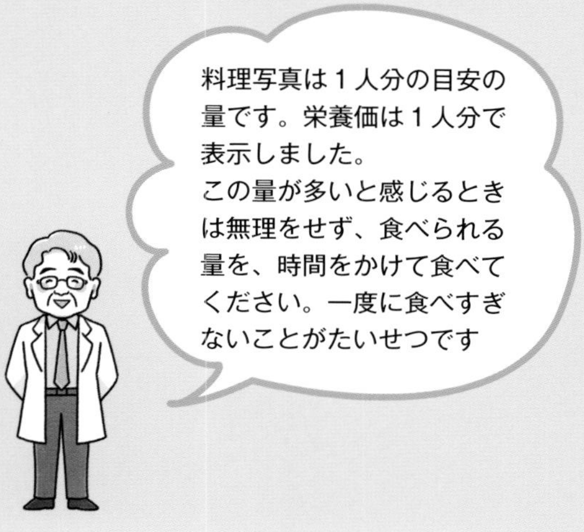
料理写真は１人分の目安の量です。栄養価は１人分で表示しました。
この量が多いと感じるときは無理をせず、食べられる量を、時間をかけて食べてください。一度に食べすぎないことがたいせつです

卵、魚の缶詰め、ふりかけ利用の時短献立

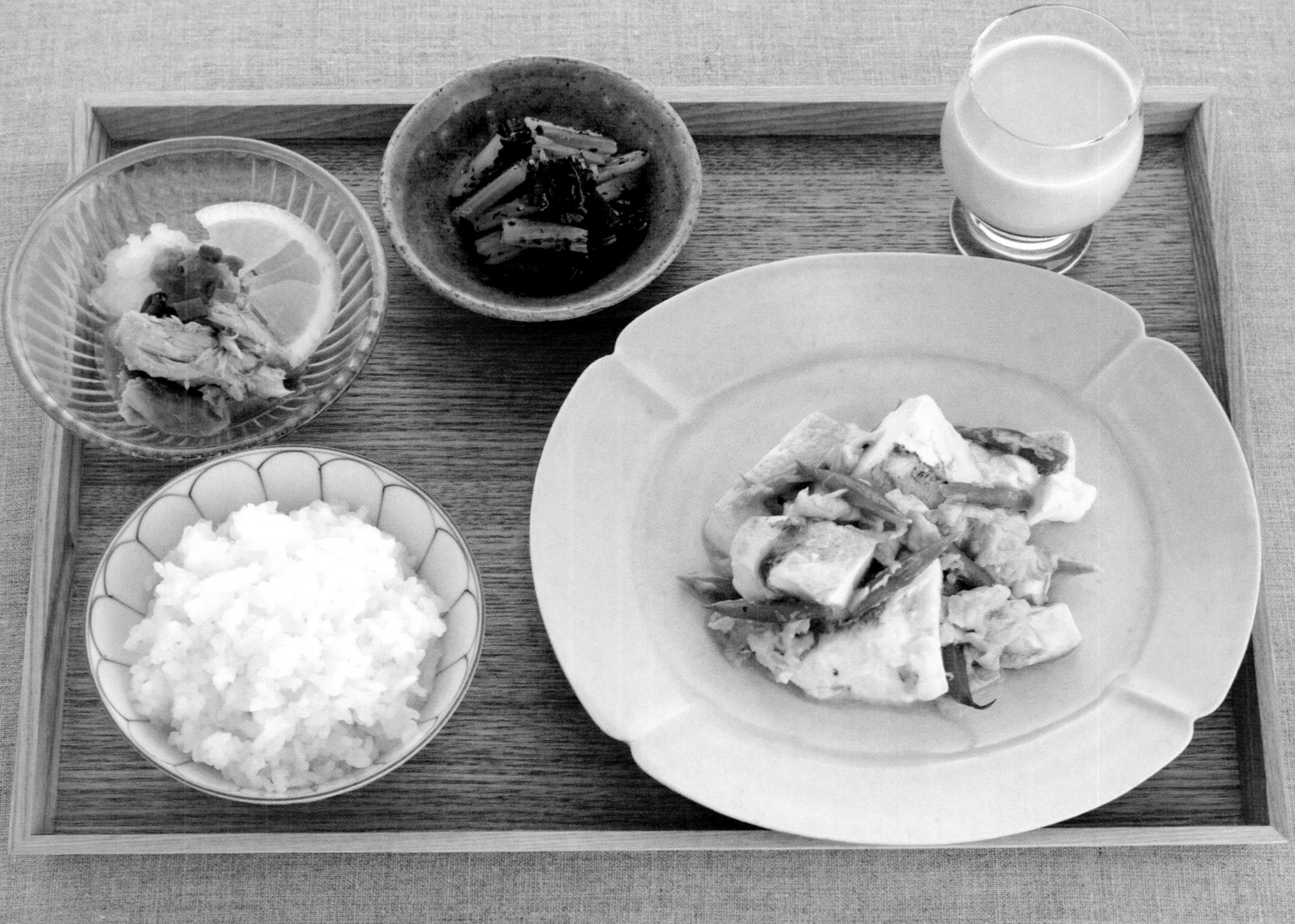

411kcal
たんぱく質16.2g　塩分1.2g
半消化態栄養剤を除く

魚缶のおろしあえ

便利で栄養価の高い
魚の缶詰めを使って

材料（1人分）

魚の水煮缶詰め（サバ、サケ、ツナなど好みで）……25g
おろし大根……大さじ2
しょうゆ……小さじ1/3
小ねぎ（小口切り）……少量
レモン（くし形切り）……1切れ

作り方

1 魚の缶詰めは汁けをきり、器に盛る。

2 おろし大根をのせ、しょうゆを垂らして小ねぎを散らす。レモンを添え、搾って食べる。

1人分 57kcal
たんぱく質5.6g　塩分0.5g

一言アドバイス

≫消化酵素を含むおろし大根をからめ、レモン果汁ですっきりと食べやすく。
≫魚の水煮缶詰めは手軽にカルシウムの補給もできます。

ごはん

やわらかく炊いたごはん……150g

1人分 252kcal
たんぱく質3.8g　塩分0g

半消化態栄養剤（48ページ）……約1/3カップ

1人分 63kcal
たんぱく質2.2g　塩分0.1g

小松菜のゆかりあえ

ゆかりの香味のさっぱりあえ物。
削りガツオは省いても

材料（1人分）

小松菜……40g
ゆかり……ミニスプーン1
削りガツオ……少量

作り方

1 小松菜は色よくゆでて2cm長さに切り、水けを絞る。

2 小松菜にゆかり、削りガツオを加えてあえる。

1人分 8kcal
たんぱく質1.0g　塩分0.3g

一言アドバイス

小松菜は筋っぽいので、消化が心配ならば刻んで作ります。しっかりよく噛《か》むことも消化を助けます。

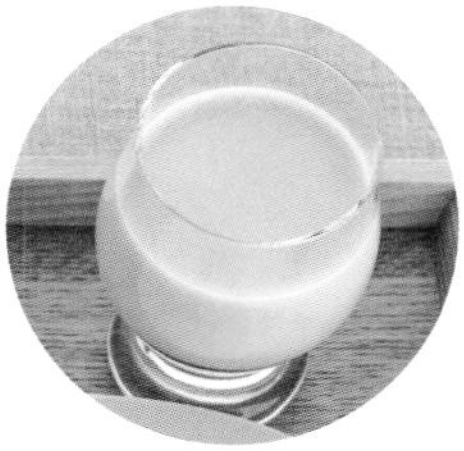

豆腐のふんわり卵いため

手軽なたんぱく質食材の豆腐と
卵を使って彩りもよく

材料（1人分×2回）

絹ごし豆腐……100g
さやいんげん……2本（15g）
ねぎ……4cm（20g）
しょうが……少量
ごま油……小さじ1
A 卵……1個（50g）
　酒……小さじ1
　うす口しょうゆ……小さじ1/2
　顆粒鶏がらだし……ミニスプーン1/2

作り方

1 絹ごし豆腐はキッチンペーパーに包み、軽く水けをきる。

2 さやいんげんはやわらかくゆでで斜め薄切りに、ねぎはあらみじん切りに、しょうがはみじん切りにする。

3 フライパンにごま油を熱し、豆腐を一口大にちぎりながら入れ、表面をこんがり焼く。

4 **3**をフライパンの片側に寄せ、あいている所で**2**をいため、混ぜ合わせたAをまわし入れて静かにいため合わせる。

1人分 93kcal
たんぱく質5.9g　塩分0.4g

一言アドバイス

低脂肪で消化の負担が少ない豆腐は、ごま油でこんがりと焼き色と風味を加えることで、違う味わいが楽しめます。

朝食 ❷

焼きザケ、納豆、みそ汁の定番に ひとくふう献立

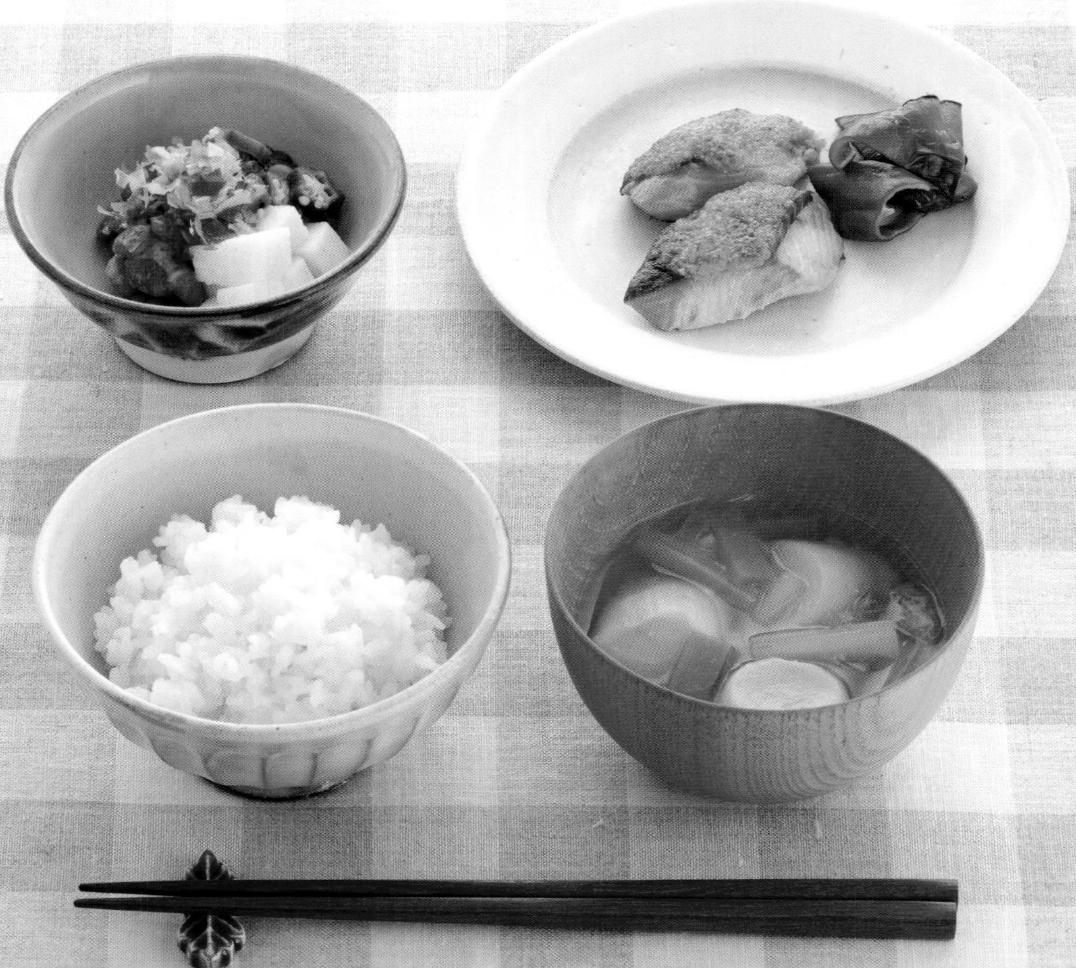

442kcal
たんぱく質19.9g　塩分1.7g

白菜と麩《ふ》のみそ汁

加熱して甘味を引き出した野菜に、麩のたんぱく質をプラス

材料（1人分×2回）

白菜……60g
にんじん……20g
小町麩……6個（乾4g）
だし……1カップ
みそ……小さじ2

作り方

1 白菜とにんじんはそれぞれ短冊切りにする。麩は水でもどし、水けを絞る。
2 なべにだし、白菜、にんじんを入れてふたをし、煮立ったら弱火にして野菜がやわらかくなるまで4～5分煮る。
3 麩を入れ、みそをとき入れてひと煮立ちさせる。

1人分 29kcal
たんぱく質2.0g　塩分0.8g

一言アドバイス

汁は少なくして、ごくんと飲み込まずに食べる汁物に仕立てます。

ごはん

やわらかく炊いたごはん……150g

1人分 252kcal
たんぱく質3.8g　塩分0g

納豆と長芋のとろとろあえ

納豆に、消化酵素を含む長芋を組み合わせて

材料（1人分）

納豆……1/2パック（20g）
長芋……20g
オクラ……1本
削りガツオ……少量
ポン酢しょうゆ……小さじ1

作り方

1 長芋は1cm角に切る。オクラはさっとゆでて水にとり、水けをきって輪切りにする。
2 納豆をかき混ぜて器に盛り、長芋とオクラを盛り合わせる。削りガツオをのせ、ポン酢しょうゆをかける。

・ポン酢しょうゆのかわりに納豆のたれ適量をかけるのもよい。

1人分 62kcal
たんぱく質4.6g　塩分0.4g

一言アドバイス

≫納豆、長芋、オクラなど、つかえを感じるときも食べやすい食材を選んでいます。
≫長芋はすりおろさず、1cm角に切ると、心地よい食感でしっかり噛《か》むこともできます。

サケのごまみそマヨ焼き

和洋風の味わいのたれを塗って香ばしく焼き上げます

材料（1人分×2回）

生ザケ……1切れ（80g）
塩……ミニスプーン1/3弱（0.3g）
酒……小さじ1
ピーマン……1個
A マヨネーズ……小さじ2
　みそ……小さじ1/2
　すり白ごま……小さじ1

作り方

1 サケは4つに切り、塩をふって5分ほどおき、酒をふりかける。
2 ピーマンは一口大に切る。
3 魚焼きグリルでサケを両面を焼いて火を通し、混ぜ合わせたAをのせ、さらに焼き色がつくまで焼く。途中でピーマンも入れ、焼き色がつくまで焼く。
4 器にサケを盛り、ピーマンを添える。

1人分 99kcal
たんぱく質9.6g　塩分0.5g

一言アドバイス

≫サケの塩焼きをごまみそマヨだれで目新しい一品に。少量でエネルギーもアップします。
≫サケのかわりに、はんぺんや、軽く水けをきったもめん豆腐でも手軽に作ることができます。

朝食 ❸

スクランブルエッグとまろやかスープのパン献立

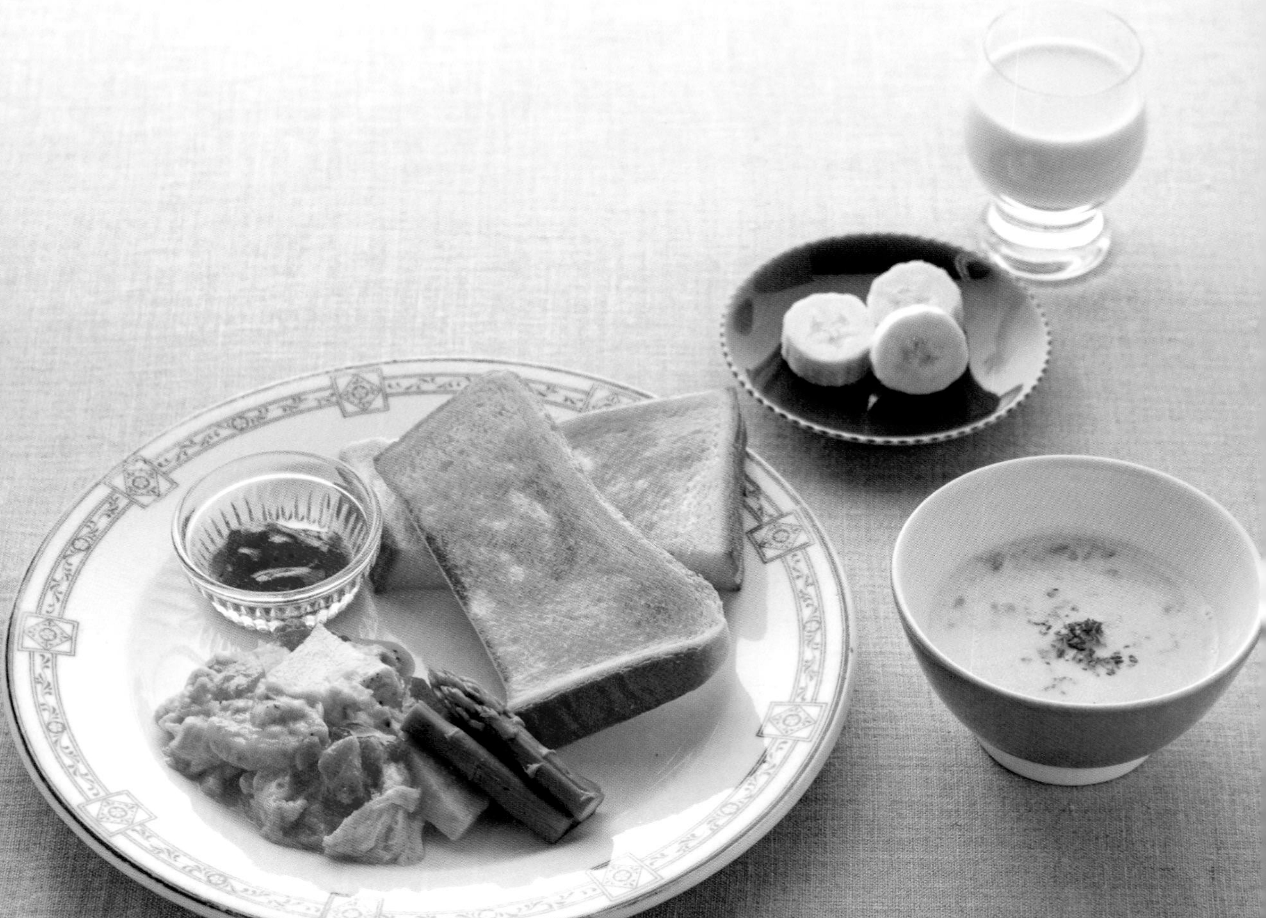

477kcal
たんぱく質20.9g　塩分2.5g
半消化態栄養剤を除く

果物

バナナ……1/4本（30g）

1人分 26kcal
たんぱく質0.3g　塩分0g

一言アドバイス
バナナはエネルギーが高く、手軽に食べられる果物ですが、食物繊維を多く含みます。よく噛んで食べましょう。一口大に切ってから食べるのもよいでしょう。

トースト

食パン（6枚切り。焼く）……1枚
いちごジャム……大さじ1/2

1人分 179kcal
たんぱく質5.6g　塩分0.8g

半消化態栄養剤（48ページ）
……約1/3カップ

1人分 63kcal
たんぱく質2.2g　塩分0.1g

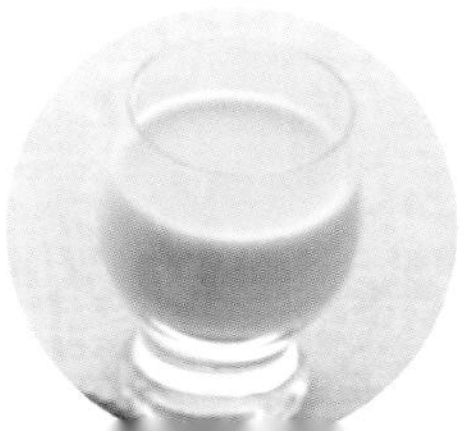

かぼちゃの豆乳スープ

やわらかく煮たかぼちゃと
豆乳で作るまろやかなスープ

材料（1人分×2回）

かぼちゃ……100g
A｜顆粒ブイヨン……小さじ1/2
　｜水……1/2カップ
　｜バター……大さじ1/2（6g）
塩……ミニスプーン1
こしょう……少量
豆乳（成分無調整）……1/2カップ
パセリ（みじん切り）……少量

作り方

1 かぼちゃは皮とわたを除き、一口大に切る。
2 なべにかぼちゃ、Aを入れてふたをし、煮立ったら火を弱めてかぼちゃが煮くずれるまで10分ほど煮る。
3 かぼちゃをフォークなどでつぶし、塩、こしょうをふって豆乳を加え、温める。
4 器に注ぎ入れ、パセリを散らす。

1人分 93kcal
たんぱく質2.8g　塩分0.9g

一言アドバイス
≫かぼちゃは冷凍を使ってもよいでしょう。
≫時間がないときは、市販のカップスープのもとを温めた牛乳や豆乳でとくのもおすすめ。栄養価も高まります。

チキンとトマトのスクランブルエッグ

ふんわりした口当たりの卵に、
チキンで噛《か》みごたえをプラス

材料（1人分）

サラダチキン（104ページ。または市販品）……20g
トマト……中1/4個（30g）
卵……1個（50g）
A｜マヨネーズ……小さじ1
　｜塩……ミニスプーン1/3弱（0.3g）
　｜こしょう……少量
バター……小さじ1（4g）
グリーンアスパラガス（ゆでて3㎝長さに切る）……1本

作り方

1 サラダチキンは一口大に切る。トマトは皮をむき、一口大に切る。
2 ボールに卵をときほぐし、1とAを加えて混ぜ合わせる。
3 フライパンにバターをとかし、2を流し入れて半熟状になるまでかき混ぜる。
4 器に盛り、アスパラを添える。

1人分 180kcal
たんぱく質12.1g　塩分0.9g

一言アドバイス
≫マヨネーズを加えることで、こくとエネルギーをプラス。
≫サラダチキンのかわりに、ハム、ツナ、チーズなどを合わせ、たんぱく質を補給してもよいでしょう。

やわらか豚丼と具だくさんみそ汁の献立

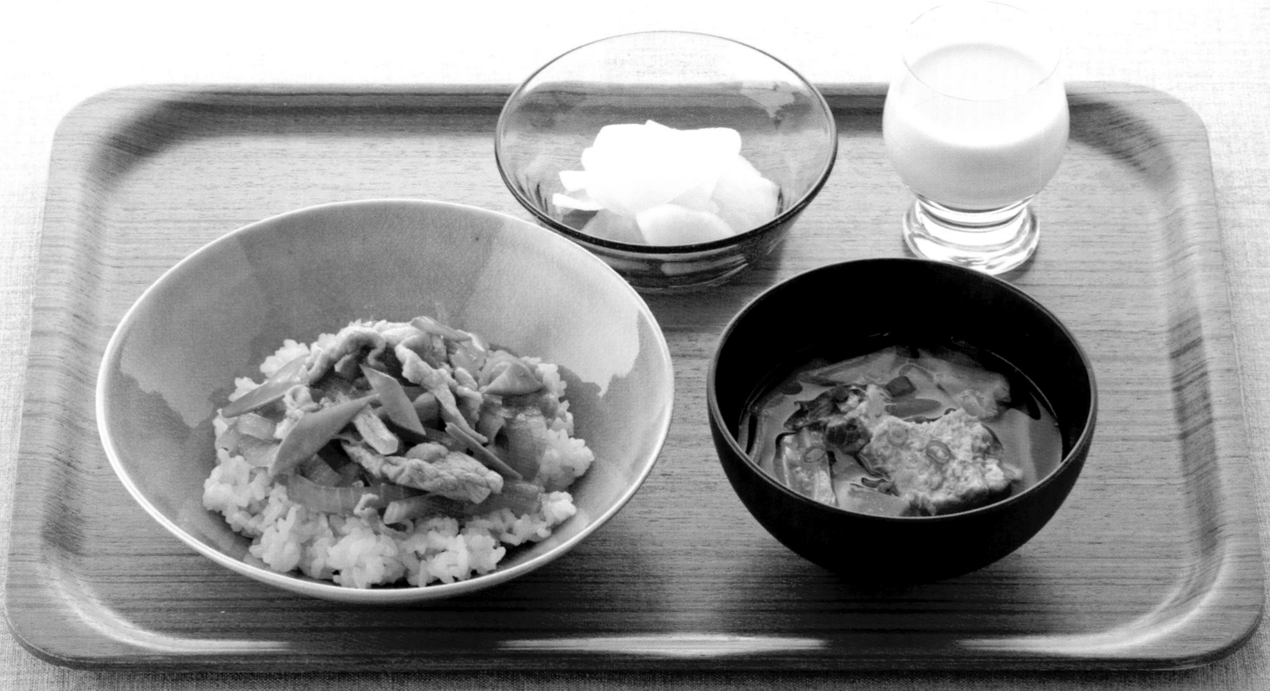

475kcal
たんぱく質23.5g　塩分2.8g
半消化態栄養剤を除く

石狩風みそ汁

手軽なサケの缶詰めを利用した、
栄養満点、うま味も満点

材料（1人分）

サケ水煮缶詰め……30g
キャベツ……30g
にんじん……10g
だし……1/2カップ
みそ……小さじ1
小ねぎ（小口切り）……少量

作り方

1 キャベツとにんじんはそれぞれ短冊切りにする。
2 なべにキャベツ、にんじん、だしを入れてふたをし、煮立ったら火を弱めて4～5分、キャベツがやわらかくなるまで煮る。
3 サケを加えて温め、みそをとき入れてひと煮立ちさせる。
4 器に盛り、小ねぎを散らす。

1人分 75kcal
たんぱく質7.9g　塩分1.0g

一言アドバイス

サケの缶詰めは、たんぱく質や良質な脂質、カルシウムが豊富なので、手軽に栄養を高めることができる便利な食材です。常備しておくとよいでしょう。

大根の梅酢あえ

梅酢が食欲をかき立てる、
さっぱり味の小鉢です

材料（1人分）

大根……30g
塩……少量
A 梅酢（または酢）……小さじ1/2
　みりん……小さじ1/4

作り方

1 大根はいちょう切りにし、塩をふってもんでしばらくおき、汁けを絞る。
2 大根をAであえ、しばらくおいて味をなじませる。

1人分 10kcal
たんぱく質0.1g　塩分0.3g

一言アドバイス

豚丼を食べる前に小鉢をしっかり噛んで食べ、唾液《だえき》の分泌を促しましょう。ダンピング予防にもなります。

豚丼

脂身の少ないもも肉を使った、
脂っこくないどんぶりです

材料（1人分）

豚もも肉（しゃぶしゃぶ用）……50g
玉ねぎ……1/8個（25g）
しょうが（すりおろす）……小さじ1/2
A しょうゆ……大さじ1/2
　みりん・酒……各小さじ1
　砂糖……小さじ1/2
　だし……1/2カップ
やわらかく炊いたごはん……150g
さやえんどう（ゆでて斜め薄切りにする）……2枚（5g）

作り方

1 豚肉は一口大に切る。玉ねぎは薄切りにする。
2 なべにA、玉ねぎ、しょうがを入れてふたをし、玉ねぎがやわらかくなるまで7～8分煮る。
3 煮汁が少なくなったら豚肉を加え、さっと煮からめる。
4 器にごはんを盛り、**3**をのせ、さやえんどうを散らす。

1人分 389kcal
たんぱく質15.5g　塩分1.5g

一言アドバイス

しゃぶしゃぶ用の肉はごく薄くて噛《か》み切りやすいのも特徴です。食欲がないときもごはんが進むしっかり味に仕上げています。

半消化態栄養剤（48ページ）
……約1/3カップ

1人分 63kcal
たんぱく質2.2g　塩分0.1g

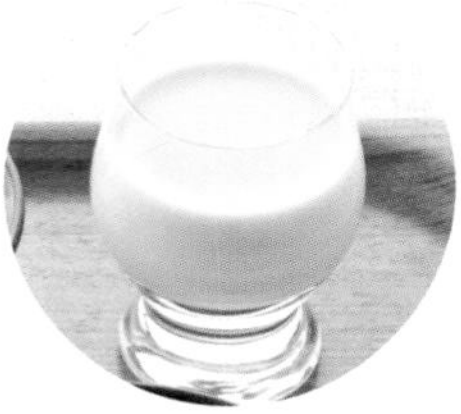

昼食 ❷

たんぱく質も野菜も充実！ うどんの献立

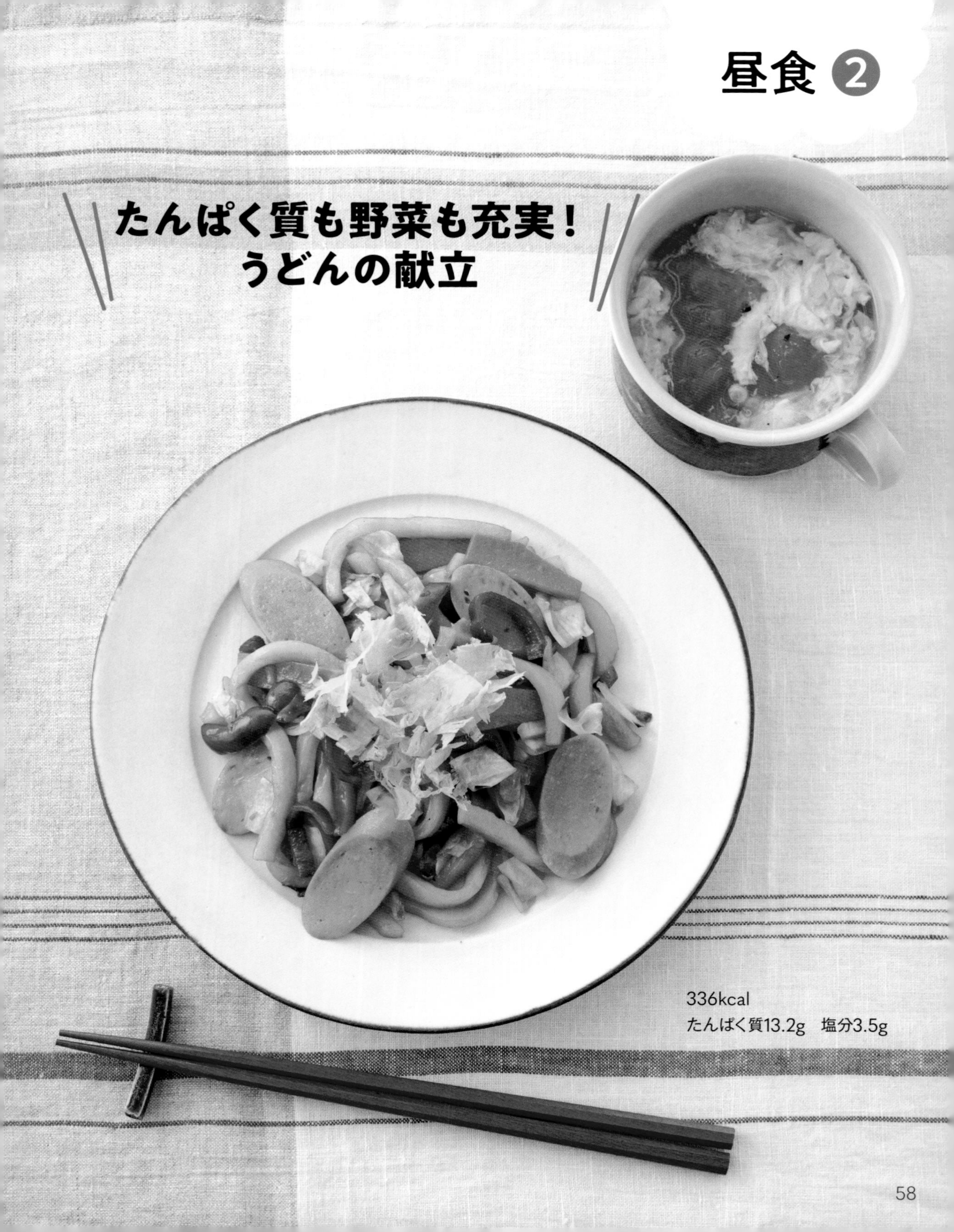

336kcal
たんぱく質13.2g　塩分3.5g

トマトのかきたまスープ

ほのかな酸味のトマトと
卵を合わせたスープ

材料（1人分）

- トマト……1/4個（50g）
- 卵……1/2個（25g）
- A 顆粒鶏がらだし……小さじ1/4
- A 水……1/2カップ
- 塩……ミニスプーン1/2
- こしょう……少量
- かたくり粉……小さじ1/2
- 水……小さじ1

作り方

1. トマトは皮をむき、一口大に切る。
2. なべにAを入れ、煮立ったらトマトを加えて塩、こしょうで味をととのえる。
3. 水どきかたくり粉でとろみをつけ、卵をときほぐしてまわし入れ、ひと煮立ちさせる。

1人分 54kcal
たんぱく質3.5g　塩分0.9g

一言アドバイス

ダンピング予防に、具だくさんの食べるスープに仕立てています。

焼きうどん

ソースの香りが食欲をそそる、
野菜たっぷりのめんです

材料（1人分）

- ゆでうどん……2/3玉（150g）
- 魚肉ソーセージ……1/2本（35g）
- キャベツ……1/2枚（40g）
- ピーマン……1/2個（15g）
- にんじん……15g
- サラダ油……小さじ1
- A だし（または水）……大さじ2
- A ウスターソース・しょうゆ……各小さじ1
- 削りガツオ……少量

作り方

1. キャベツとピーマンは細切りに、にんじんは短冊切りにする。
2. うどんは長さを短く切り、魚肉ソーセージは斜め薄切りにする。
3. フライパンにサラダ油を熱し、1を入れていため、魚肉ソーセージを加えていため、うどんを加えていため合わせる。
4. Aを加えて味をととのえる。器に盛り、削りガツオをのせる。

1人分 282kcal
たんぱく質9.7g　塩分2.6g

一言アドバイス

≫しっかり噛《か》めるように、うどんは長さを短く切ってからいためます（38ページ「一言アドバイス」）。
≫魚肉ソーセージは手軽にたんぱく質がとれるので、常備しておくと便利です。

ピザトーストとほろほろブロッコリースープの洋風献立

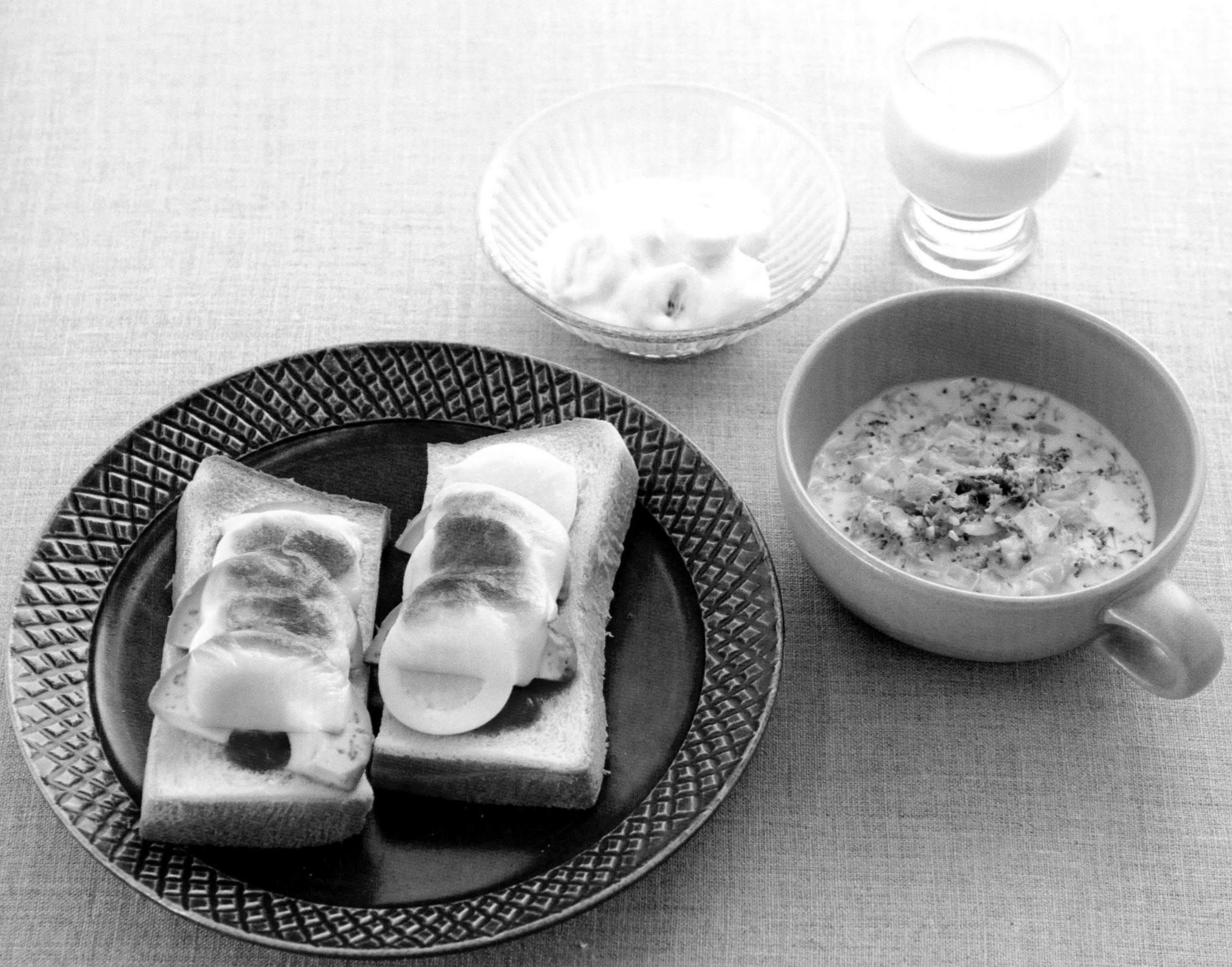

588kcal
たんぱく質25.8g　塩分3.2g
半消化態栄養剤を除く

フルーツヨーグルト

新鮮な果物とヨーグルトの
酸味を合わせました

材料（1人分）

バナナ・りんご・キウイフルーツ……各10g
プレーンヨーグルト……50g
オリゴ糖……小さじ2

作り方

1 バナナは輪切りに、りんごとキウイはそれぞれいちょう切りにする。
2 ヨーグルトにオリゴ糖を混ぜ合わせ、果物を合わせてあえる。

1人分　68kcal
たんぱく質2.0g　塩分0.1g

一言アドバイス

腸内の善玉菌となるヨーグルトの乳酸菌、善玉菌の餌となる果物の食物繊維とオリゴ糖。おなかにうれしい組み合わせです。

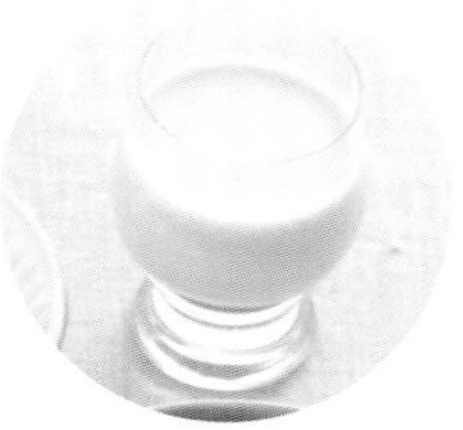

半消化態栄養剤（48ページ）……約1/3カップ

1人分　63kcal
たんぱく質2.2g　塩分0.1g

ブロッコリーのミルクスープ

ブロッコリーを、やわらかく
ほろほろになるまで煮たスープ

材料（1人分×2回）

ブロッコリー……100g
玉ねぎ……1/8個（25g）
ロースハム……2枚（36g）
バター……小さじ2（8g）
A　顆粒ブイヨン……小さじ1/2
　　水……3/4カップ
塩……ミニスプーン1
こしょう……少量
牛乳……3/4カップ

作り方

1 ブロッコリーは小房に分け、玉ねぎとハムはそれぞれ小さめの角切りにする。
2 なべにバターをとかし、玉ねぎを加えて透明になるまでいためる。
3 ブロッコリー、ハムを加えていため合わせ、Aを加えてふたをし、煮立ったら弱火で7～8分煮る。
4 ブロッコリーをフォークなどでつぶし、塩、こしょうで味をととのえ、牛乳を加えて温める。

1人分　138kcal
たんぱく質7.8g　塩分1.5g

一言アドバイス

≫ブロッコリーは、市販の冷凍品を利用してもよいでしょう。
≫カリフラワーや刻んだほうれん草、小松菜でもおいしく仕上がります。

アボカドと卵のピザトースト

とろけたチーズが食欲をそそる、
主食兼主菜の一皿

材料（1人分×2回）

食パン（6枚切り）……2枚
トマトケチャップ……大さじ1
アボカド……小1個（100g）
ゆで卵……1 1/2個（80g）
とろけるタイプのスライスチーズ……2枚（36g）

作り方

1 アボカドは皮と種を除いて半月切りに、ゆで卵は輪切りにする。スライスチーズは半分に切る。
2 食パンは半分に切り、ケチャップを塗る。
3 食パンにアボカド、ゆで卵を交互にのせ、チーズをのせてオーブントースターで焼く。

1人分　382kcal
たんぱく質16.0g　塩分1.7g

一言アドバイス

アボカドはビタミンやミネラルが多く、少量でエネルギーもとれる果物。まろやかな味わいで、卵やチーズとも高相性です。

夕食 ❶

調理の油控えめ、魚の梅煮の和風献立

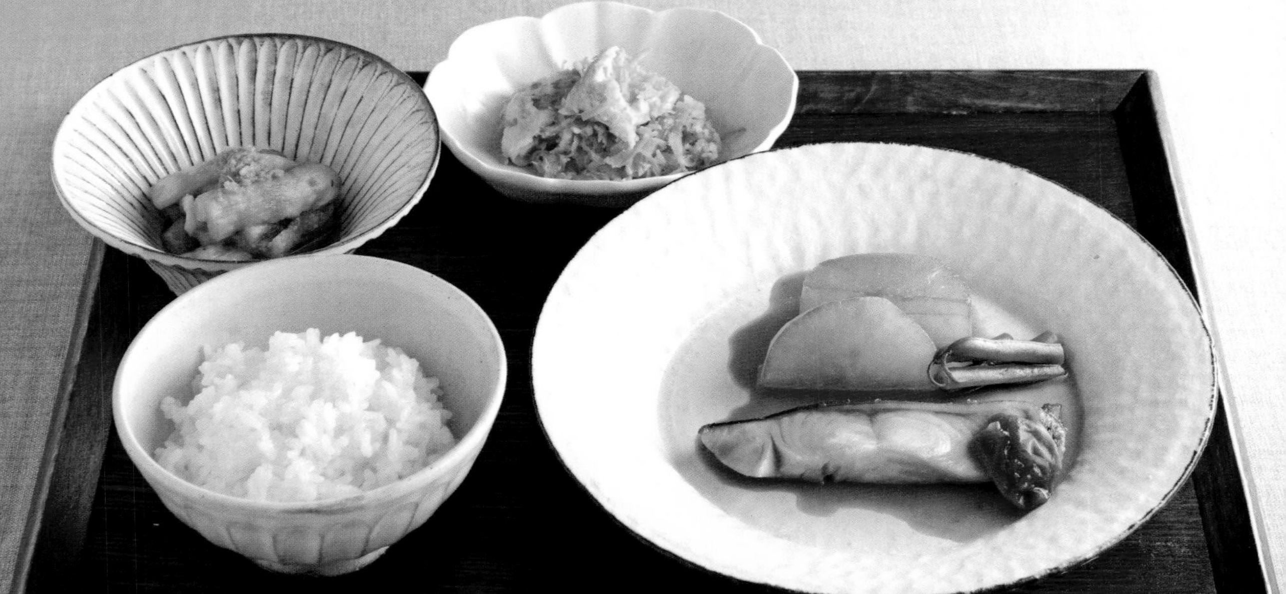

550kcal
たんぱく質17.9g　塩分2.3g

焼きなすのしょうが酢あえ

ジューシーに焼いたなすに、
しょうがと酢の香味をからめます

材料（1人分）

なす……1本（80g）
A しょうゆ・酢・しょうが（すりおろす）……各小さじ1/2

作り方

1 なすはへたを除き、魚焼きグリルでこんがりと焼いて皮をむく。冷蔵庫で冷やす。
2 なすを食べやすい大きさに切って器に盛り、Aを混ぜ合わせてかける。

1人分 22kcal
たんぱく質1.1g 塩分0.4g

一言アドバイス
焼きなすは、温かくても冷蔵庫で冷やしても美味。食欲がないときは、冷たいものなら食べられることもあります。

ごはん

やわらかく炊いたごはん……150g

1人分 252kcal
たんぱく質3.8g 塩分0g

にんじんしりしり

野菜とたんぱく質がとれる
沖縄の郷土料理です

材料（1人分×5回）

にんじん……小1本（120g）
ツナ水煮缶詰め……1缶（55g）
ごま油……大さじ1/2
卵（ときほぐす）……1個（50g）
酒……大さじ1
塩……ミニスプーン1

作り方

1 にんじんは包丁（またはスライサー）で細切りにする。ツナは缶汁をきる。
2 フライパンにごま油を熱し、にんじんを入れていため、しんなりとなったらツナを加えていため合わせる。
3 酒を加え、塩で味をととのえ、卵をまわし入れて火を通す。
・冷蔵で3日保存できる。

1人分 67kcal
たんぱく質3.4g 塩分0.3g

一言アドバイス
さめてもおいしいので、作りおきしておくと便利です。

ギンダラと大根の梅煮

脂がのったギンダラを、梅干しの
ほんのり酸味の煮汁で煮ます

材料（1人分×2回）

ギンダラ……2切れ（120g）
大根……4cm（160g）
A 酒……大さじ2
  砂糖・しょうゆ・みりん……各小さじ2
  しょうが（薄切り）……2枚
  梅干し……1個（8g）
さやいんげん……4本（15g）

作り方

1 大根は2cm厚さの半月切りにし、下ゆでする。さやいんげんは色よくゆで、3cm長さに切る。
2 なべにAを入れて煮立て、ギンダラと大根を入れて再び煮立ったら火を弱め、厚手のキッチンペーパーで落としぶたをして5〜6分煮る。
3 落としぶたをはずしてさやいんげんを加え、煮汁がとろりとなるまで煮つめる。

1人分 209kcal
たんぱく質9.6g 塩分1.5g

一言アドバイス
≫つけ合わせの野菜もいっしょに煮て、しっかり噛《か》んで食べる主菜に仕立てます。梅干しの効果で食欲が湧き、唾液《だえき》も出てきます。
≫カレイやタラなどで作っても。あっさりとした味わいになります。

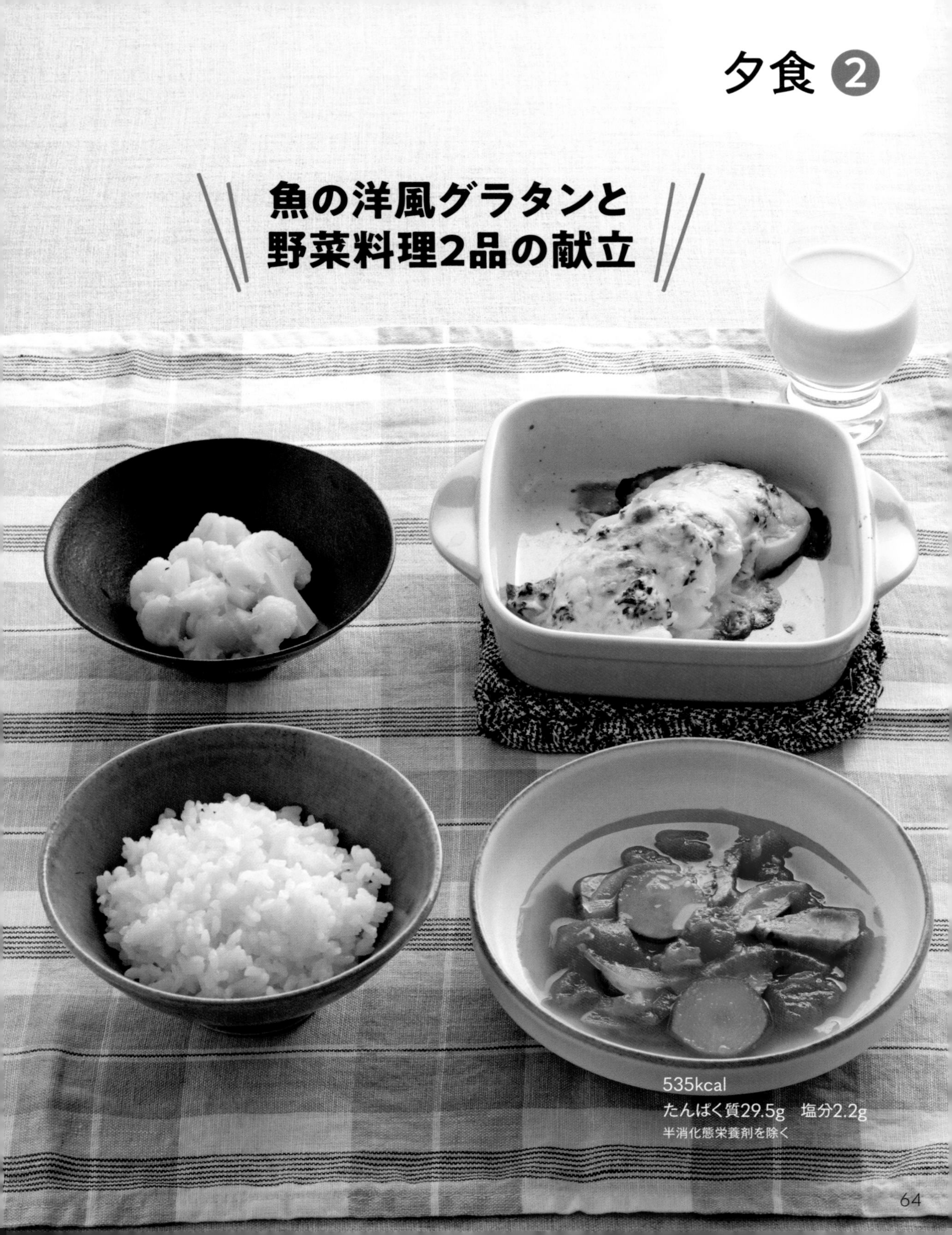

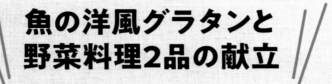

夕食 ❷

魚の洋風グラタンと野菜料理2品の献立

535kcal
たんぱく質29.5g　塩分2.2g
半消化態栄養剤を除く

カリフラワーの甘酢あえ

やわらかな食感のカリフラワーをゆずの香りをきかせた甘酢あえに

材料（1人分×2回）

- カリフラワー……40g
- A ゆず果汁（または酢）……小さじ1
  - 砂糖……小さじ1/2
  - 塩……ミニスプーン1/3弱（0.3g）
  - ゆずの皮（せん切り）……少量

作り方

1. カリフラワーは小房に分け、塩少量（分量外）を加えた湯でやわらかくなるまでゆで、湯をきる。
2. Aを混ぜ合わせ、**1**をあえる。

1人分 18kcal
たんぱく質1.1g　塩分0.3g

一言アドバイス

ゆず果汁のかわりにレモン果汁も合います。好みの酢で作るのもOK。

ごはん

やわらかく炊いたごはん……150g

1人分 252kcal
たんぱく質3.8g　塩分0g

半消化態栄養剤（48ページ）
……約1/3カップ

1人分 63kcal
たんぱく質2.2g　塩分0.1g

トマトとズッキーニのスープ煮

加熱した野菜はかさが減り、量が食べられます

材料（1人分×2回）

- トマト……小1個（100g）
- ズッキーニ……60g
- 玉ねぎ……1/8個（25g）
- 焼き豚※（またはロースハム）……40g
- A 顆粒ブイヨン……小さじ1/2
  - 水……1カップ
- しょうゆ……小さじ1/2

※塩麹焼き豚（105ページ）を使うのもよい。

作り方

1. トマトは皮を湯むきし、一口大に切る。ズッキーニは輪切りに、玉ねぎは薄切りにする。焼き豚は一口大に切る。
2. なべにA、**1**を入れてふたをし、火にかけて煮立ったら弱火で4〜5分煮る。
3. しょうゆで味をととのえる。

1人分 81kcal
たんぱく質6.9g　塩分0.9g

一言アドバイス

トマトを加えて煮ると酸味とうま味が出てきます。ごはんにもパンにも合うスープ煮です。

一言アドバイス

≫口当たりなめらかな豆腐ソースは低脂肪で、カルシウムもとれます。
≫ほうれん草を刻んでソースに。彩り豊かで、消化もしやすい。

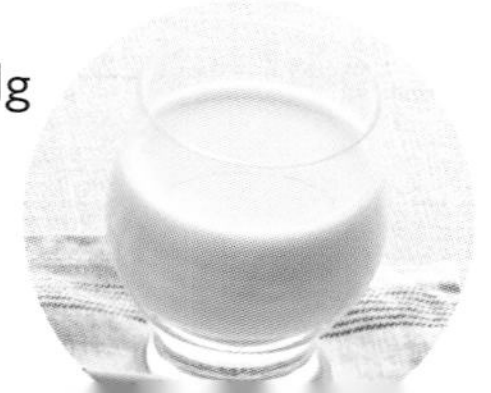

タラとじゃが芋の豆腐ソースグラタン

豆腐とスキムミルクを組み合わせてホワイトソース風に

材料（1人分×3回）

- 生ダラ……2切れ（140g）
- 塩……ミニスプーン1/2
- 酒……大さじ1/2
- じゃが芋……小2個（140g）
- 絹ごし豆腐……150g
- ほうれん草……50g
- A スキムミルク……大さじ2
  - 塩……小さじ1/4
  - こしょう……少量
- とろけるタイプのチーズ……50g

作り方

1. タラは一口大に切り、塩をふって5分ほどおき、酒をふりかける。豆腐はキッチンペーパーに包み、軽く水けをきる。
2. じゃが芋は電子レンジで3〜4分加熱し、皮をむいて1.5cm厚さの輪切りにする。
3. ほうれん草はゆでて刻み、水けを絞る。
4. ボールに豆腐を入れ、泡立て器でくずしながらなめらかにし、ほうれん草とAを加え混ぜる。
5. 耐熱容器にタラとじゃが芋を交互に並べ、**4**をのせてチーズを散らす。
6. 200℃のオーブンで13〜15分焼く（またはオーブントースターで13〜15分焼く）。

1人分 185kcal
たんぱく質17.8g　塩分1.0g

夕食 ❸

厚みのある肉を しっかり噛《か》んで食べる献立

570kcal
たんぱく質24.8g　塩分3.2g

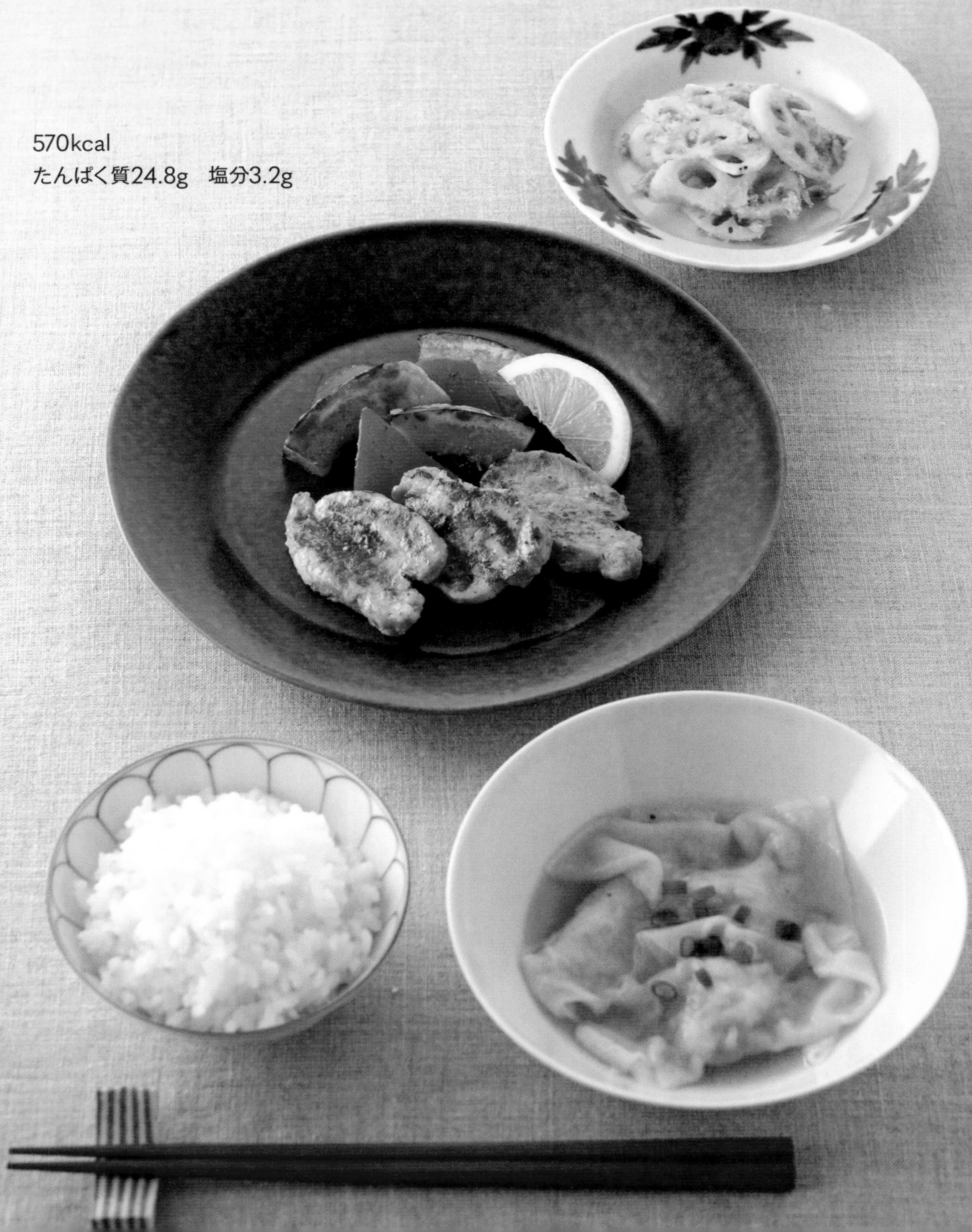

小松菜ワンタンスープ

小松菜と鶏ひき肉を具にした、やさしい口当たりのワンタンです

材料（1人分×2回）

	鶏ひき肉	20g
A	塩・こしょう	各少量
A	酒	小さじ1
A	しょうが（すりおろす）	小さじ1/4
	小松菜（ゆでて刻む）	20g
	ワンタンの皮	6枚
B	顆粒鶏がらだし	小さじ1/2
B	水	1 1/4カップ
C	しょうゆ	小さじ1/2
C	塩・こしょう	各少量
	小ねぎ（小口切り）	少量

作り方

1 ボールにひき肉、Aを入れてよく混ぜ合わせる。小松菜を加えて混ぜ、ワンタンの皮に等分に包む。

2 なべにBを入れ、沸騰したら1を入れて火を通す。

3 Cを加えて味をととのえ、器に盛って小ねぎを散らす。

1人分 66kcal たんぱく質3.8g 塩分1.1g

一言アドバイス

≫ワンタンはまるごと飲み込みがちなので、切り分けながら一口ずつ噛んで食べることを意識しましょう。
≫具を包んだワンタンは、冷凍保存も可能です。凍ったまま、沸騰したBに加えます。

れんこんのサクラエビいため

サクラエビとすりごまの香味豊かなきんぴら風

材料（1人分）

	れんこん	40g
	ごま油	小さじ1/2
	だし（または水）	大さじ2
	サクラエビ（あらく刻む）	大さじ1（2g）
A	酒	小さじ1
A	みりん	小さじ1/2
A	塩	ミニスプーン1
	すり白ごま	小さじ1

作り方

1 れんこんは薄い半月切りにする。

2 フライパンにごま油を熱し、れんこんを入れていため、だしを加えて汁けがなくなるまでいため煮にする。

3 サクラエビ、Aを加えて味をととのえ、ごまを混ぜ合わせる。

1人分 82kcal たんぱく質2.8g 塩分0.6g

一言アドバイス

れんこんは根菜類の中でも繊維が少なめですが、薄切りにして繊維を短くします。しゃきしゃきとした食感を楽しみながらよく噛んでください。

豚ヒレ肉の塩麹焼き

高たんぱく質でやわらかなヒレ肉をしっとりと焼き上げます

材料（1人分）

豚ヒレ肉	60g
塩麹	小さじ1
かぼちゃ	40g
赤パプリカ	20g
塩	ミニスプーン1/2
こしょう	少量
オリーブ油	小さじ1
レモン（くし形切り）	1切れ

作り方

1 豚肉は1㎝厚さに切り、塩麹を塗ってラップに包み、10分ほどおく。

2 かぼちゃはところどころ皮を除き、ラップに包んで電子レンジで1分30秒～2分加熱する。パプリカは乱切りにする。

3 フライパンにオリーブ油を熱し、豚肉を両面こんがりと焼く。豚肉を片側に寄せ、あいている所でかぼちゃ、パプリカを焼いて塩、こしょうをふる。

4 器に豚肉と野菜を盛り合わせ、レモンを添える。

1人分 170kcal たんぱく質14.5g 塩分1.5g

一言アドバイス

豚肉は塩麹を塗ってしばらくおくとやわらかくなり、うま味も加わります。鶏肉、カジキ、タイやタラなどの白身魚などでもおいしくでき上がります。

ごはん

やわらかく炊いたごはん……150g

1人分 252kcal たんぱく質3.8g 塩分0g

夕食 4

おなかもあたたか、
お手軽なべ献立

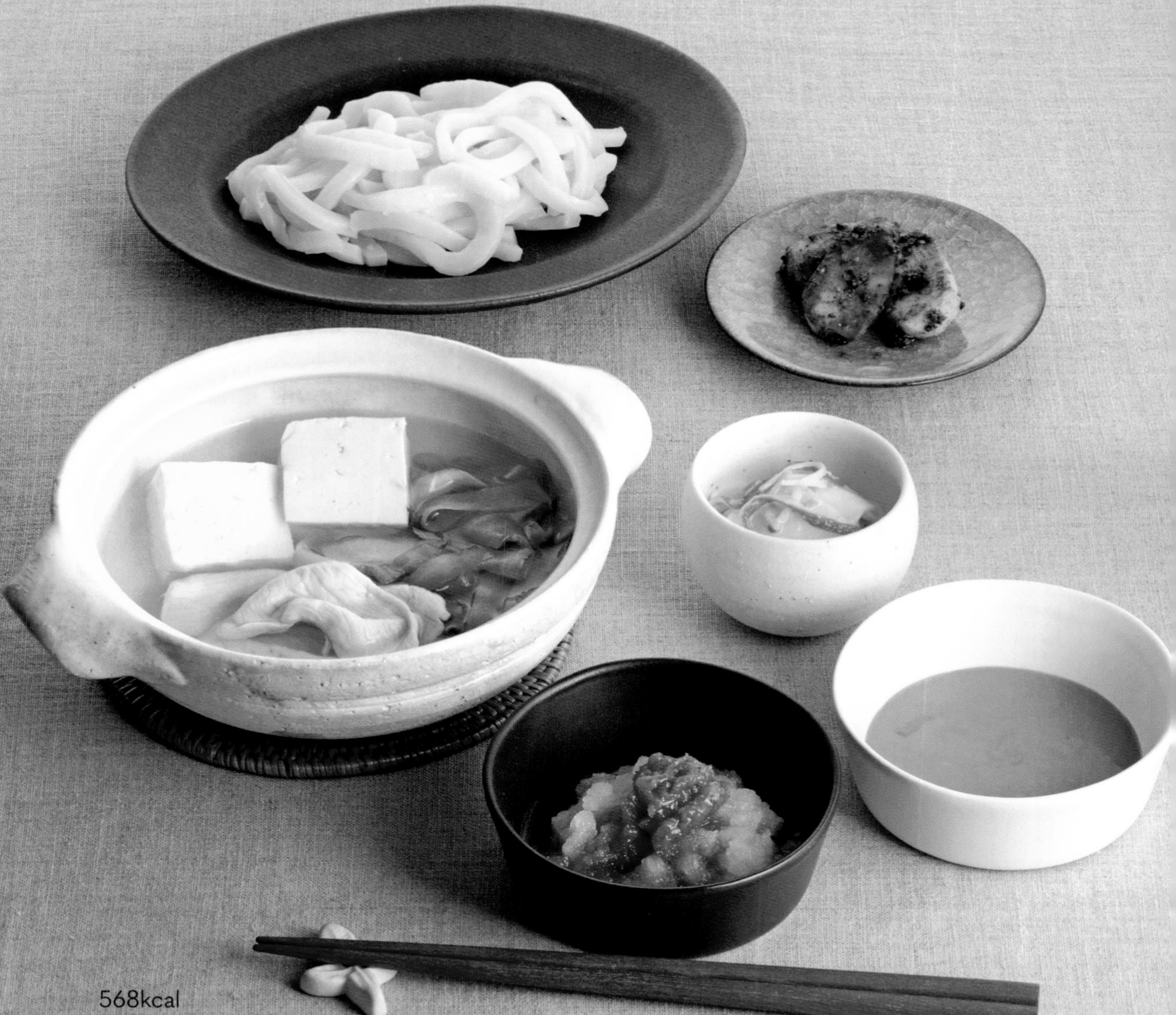

568kcal
たんぱく質30.3g　塩分4.5g

かぶとカニかまのゆずこしょうサラダ

マヨネーズにゆずこしょう。
ぴりっと辛味を足しました

材料（1人分）

- かぶ……小1個（50g）
- 塩……ミニスプーン 1/3 弱（0.3g）
- カニ風味かまぼこ……1本（10g）
- A マヨネーズ……大さじ 1/2
- A ゆずこしょう……少量

作り方

1 かぶは薄い半月切りにし、塩をふってしばらくおき、汁けを絞る。

2 ボールにAを合わせ、かぶ、ほぐしたカニかまを加えてあえる。

1人分 62kcal
たんぱく質1.6g　塩分0.5g

一言アドバイス

≫みずみずしいかぶといっしょに、カニかまもしっかり噛《か》むようにします。
≫かぶのほか、大根やせん切りキャベツでもおいしくでき上がります。

里芋のはちみつみそあえ

献立に甘味を添えます。
エネルギープラスの効果もあり

材料（1人分）

- 里芋……中2個（50g）
- ごま油……小さじ1
- A みそ・すり黒ごま……各小さじ 1/2
- A はちみつ・だし（または水）……各小さじ1

作り方

1 里芋は皮ごとよく洗い、竹串が通るまで8〜10分ゆでて皮をむき、縦半分に切る。

2 フライパンにごま油を熱し、里芋を入れて焼き色がつくまで焼き、混ぜ合わせたAを加えてからめる。

1人分 101kcal
たんぱく質1.5g　塩分0.4g

一言アドバイス

里芋は、ラップに包んで電子レンジで3〜4分加熱し、皮をむいてもよいでしょう。

鶏肉のしゃぶしゃぶごまだれ&梅おろしだれ

鶏肉をしゃぶしゃぶ風に。こっくり味とさっぱり味の2種のたれで

材料（1人分）

- 鶏胸肉（皮つき）……60g
- もめん豆腐……80g
- レタス……1/2 枚（25g）
- 大根・にんじん……各20g
- A だし……1 1/2 カップ
- A 酒……大さじ1
- A うす口しょうゆ……小さじ1
- A 塩……小さじ 1/4
- B 練り白ごま……大さじ1
- B うす口しょうゆ・酢・みりん……各小さじ1
- B 砂糖……小さじ 1/2
- B しょうが（すりおろす）……小さじ 1/2
- C おろし大根……50g
- C 梅干し（たたき刻む）……1個（8g）
- C しょうゆ……小さじ1
- ゆでうどん（長さを短く切る）……2/3 玉（150g）

作り方

1 鶏肉は薄くそぎ切りにする。豆腐は2等分に切る。レタスは細切りに、大根とにんじんはそれぞれスライサーで薄く削る。

2 なべにAを入れて煮立て、豆腐を入れて温める。

3 B、Cをそれぞれ合わせ、とり皿に合わせる。

4 **2**に鶏肉、野菜、うどんを入れて火を通し、**3**につけて食べる。

1人分 405kcal
たんぱく質27.3g　塩分3.6g※

※なべの汁、たれ2種は、それぞれ60%摂取として算出。

一言アドバイス

≫鶏肉は半冷凍の状態にすると薄く切りやすくなります。たれは好みの市販品を利用してもよいでしょう。
≫うどんは短く切り、早食いになるのを防ぎます（38ページ「一言アドバイス」）。
≫なべは塩分が高くなりがちなので、汁やたれはなるべく残すようにしましょう。

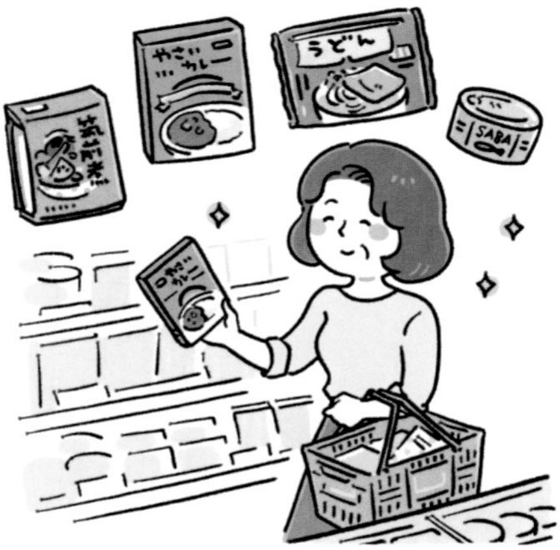

column❷

胃切除後も安心

便利なストック食材

保存がきいて簡単に食べられる食材は、体調不良で食事作りがつらい日、買い物に行けない日などに役立ちます。おすすめのストック食材を紹介します。

スープ、みそ汁など

お湯を注ぐだけの粉末スープのもとやフリーズドライ、温めるだけのレトルトパックなど種類もさまざま。食が細い高齢者を意識して、たんぱく質がとれるスープもあります。
30ページのような「パンスープ」にしたり、ごはんを加えて手軽な雑炊にしたりするのもよいでしょう。

高齢者向けのレトルト食品

胃切除後は、しっかりよく噛《か》んで食べることがたいせつです。体調が悪いときは、スプーンでつぶせるくらいにやわらかく調理された高齢者向けのレトルト食品が便利。消化しやすく、栄養面も配慮されています。肉じゃが、鶏肉団子の煮物、ハンバーグなど、和洋中あります。

パックごはん、レトルトのおかゆ

電子レンジで温めるだけで炊きたてが味わえるパック入りのごはん。1パック180g、150g入りのほか、100gと少量パックのものもあります。
レトルトのおかゆは、定番の白がゆのほか、卵、梅干し、サケなど味のバリエーションが豊富です。

解凍が簡単な冷凍食品

焼きおにぎり、グラタン、パスタ、うどん、水ぎょうざ、しゅうまいなどがおすすめ。冷凍の果物も便利です。

冷蔵保存できるお総菜パック

スーパーやコンビニなどで手軽に購入できる、焼き魚、カレー、肉団子、ポテトサラダ、煮物などのお総菜。種類が多いのも魅力です。

栄養補助食品、栄養ゼリー、個包装のお菓子など

パック入りの栄養ドリンクやゼリー飲料、クッキータイプの栄養補助食品、個包装のバウムクーヘンやようかんなどを間食に。経腸栄養剤（48ページ）も間食におすすめします。

魚介類や果物の缶詰め＆びん詰め

本書でも、ツナ、ホタテ、カニなどの魚介類の缶詰めで、うま味や栄養を高めています。魚のみそ煮缶詰めやびん詰めのサケフレークなどは、ごはんのおともに。果物の缶詰めは、間食や食欲がないときにも便利です。

チーズ（プロセス、クリーム、粉など）、サラダチキン

パンにはさんだり、のせて焼いたりするほか、おかゆやスープに加えたりしても。うま味をプラスするとともに、簡単にたんぱく質やカルシウムを高めることができます。

第4章

少量でも栄養価を高めるレシピ

胃を失ったことで不足しがちになるエネルギー、たんぱく質、鉄、カルシウム、ビタミンD、亜鉛、ビタミンB_{12}がとれるレシピ集です。

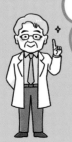

料理写真は１人分の目安の量です。栄養価は１人分で表示しました。
この量が食べられない人は、さまざまな栄養素をバランスよく含む経腸栄養剤（48ページ）で補うとよいでしょう

エネルギーがとれる

サバの立田焼きの献立

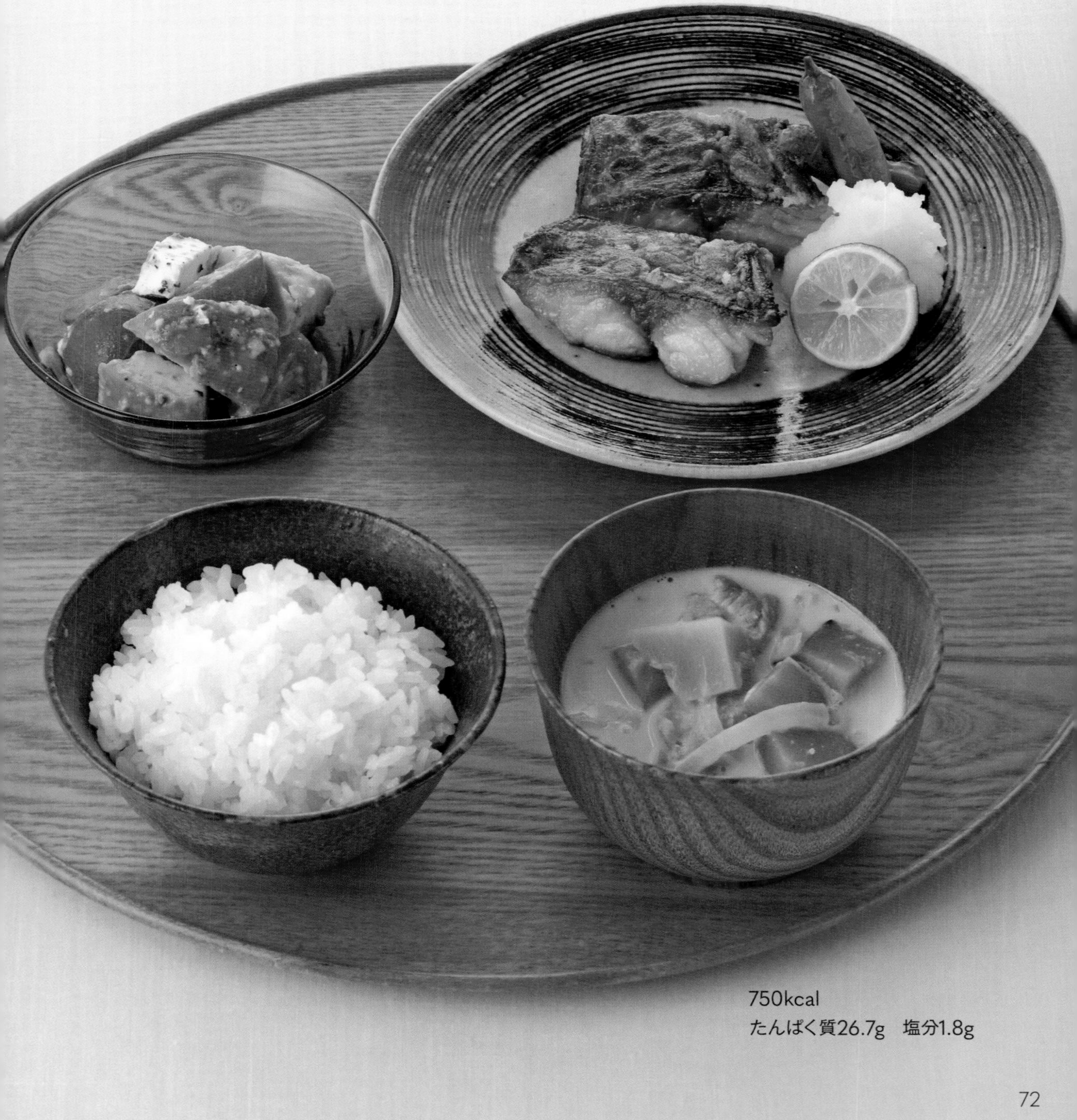

750kcal
たんぱく質26.7g　塩分1.8g

かぼちゃの豆乳豚汁

甘味のあるかぼちゃに
豆乳を加えてまろやかに

材料（1人分×2回）

豚切り落とし肉……40g
かぼちゃ……60g
玉ねぎ……⅛個（25g）
にんじん……20g
だし……½カップ
みそ……小さじ2
豆乳（成分無調整）……¾カップ

作り方

1 豚肉とかぼちゃは一口大に切る。玉ねぎは薄切りに、にんじんはいちょう切りにする。
2 なべにだしと1の野菜を入れ、ふたをして火にかけ、煮立ったら中火弱で火が通るまで4～5分煮る。
3 豚肉を加えて火を通し、みそをとき入れ、豆乳を加えて温める。

1人分 126kcal
たんぱく質8.1g　塩分0.8g

一言アドバイス
だしに豆乳を足すとエネルギーがアップし、うす味でも満足感があります。牛乳にも同様の効果があります。

ごはん

やわらかく炊いたごはん……150g

1人分 252kcal
たんぱく質3.8g　塩分0g

アボカドの塩麹チーズあえ

切ってあえるだけ。少量でも
エネルギーはしっかりです

材料（1人分×2回）

｜アボカド……½個（80g）
｜レモン果汁……小さじ½
ミニトマト（くし形切り）……2個
クリームチーズ……18g
A｜塩麹・オリーブ油……各小さじ1
　｜こしょう……少量

作り方

1 アボカドは一口大に切り、ボールに入れてレモン汁をからめる。
2 1にミニトマトと一口大に切ったクリームチーズを入れ、Aを加えてあえる。

1人分 135kcal
たんぱく質2.0g　塩分0.5g

一言アドバイス
発酵食品の塩麹と野菜の食物繊維は、おなかの調子をととのえます。

サバの立田焼き

こくのあるサバをこんがりと焼き、
おろし大根を添えてさっぱりと

材料（1人分×2回）

サバ……小2切れ（120g）
A｜しょうゆ・みりん・しょうがの搾り汁……各小さじ½
　｜酒……小さじ1
かたくり粉……大さじ1
ししとうがらし……4本
オリーブ油……大さじ1
おろし大根……大さじ3
すだち……1個

作り方

1 サバは1切れを半分ずつに切り、Aをからめて10～15分おく。汁けをふき、かたくり粉をまぶす。
2 フライパンにオリーブ油を熱し、サバ、ししとうがらしを入れ、サバはこんがりと両面を焼く。ししとうがらしはしんなりとなったらとり出す。
3 器に2を盛り合わせ、おろし大根、横に半分に切ったすだちを添える。

1人分 237kcal
たんぱく質12.9g　塩分0.4g

一言アドバイス
≫サバなどの青魚はエネルギーが高く、意識してとりたい油も豊富です。
≫青魚が苦手に感じるときは、サケ、カツオ、タラでもおいしく作れます。

鶏もも肉のソテー　バジルソース

ノンオイルでカリッと焼いた鶏肉に、バジルソースの風味とエネルギーをかけます

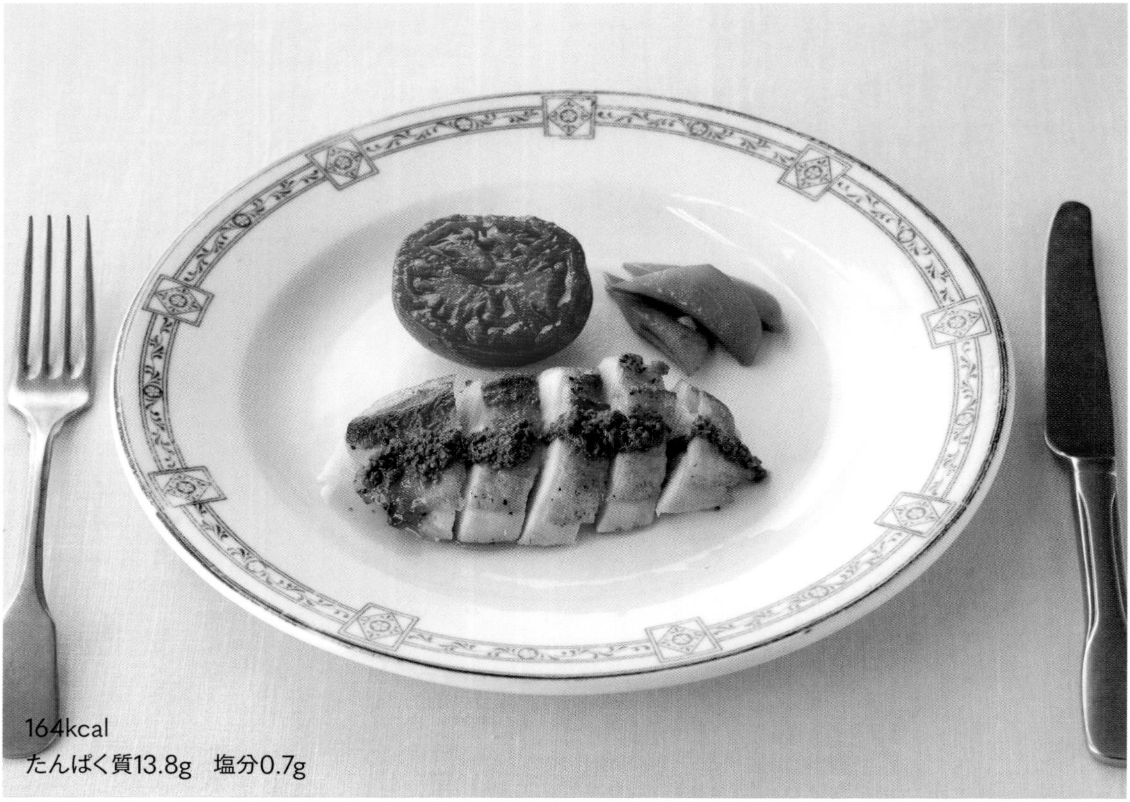

164kcal
たんぱく質13.8g　塩分0.7g

材料（1人分）

- 鶏もも肉……80g
- 塩……ミニスプーン 1/3 弱（0.3g）
- こしょう……少量

トマト（横に半分に切る）……小 1/2 個（50g）
スナップえんどう……2本（20g）
バジルソース（市販品）……小さじ1

作り方

1 鶏肉は余分な脂を除き、塩をふって5分ほどおき、汁けをふいてこしょうをふる。

2 スナップえんどうは筋を除いてゆで、3等分に切る。

3 フライパンを熱し、鶏肉の皮目を下にして入れ、中火弱できつね色になるまで5～6分、裏返して3～4分焼く。フライパンのあいている所にトマト、スナップえんどうを入れ、両面を焼く。

4 鶏肉を食べやすく切って器に盛り、バジルソースをかけ、トマト、スナップえんどうを添える。

一言アドバイス

≫弾力のある鶏肉は、少量ずつよく噛《か》んでから飲み込むようにします。
≫バジルソースは、チーズや松の実が入ったものもあります。商品によって塩分が違うので、量を加減してください。バジルソースがあまったらパスタのソースにしたり、蒸したじゃが芋にかけたりすると、手軽にエネルギーがとれます。

イワシの梅じそロール焼き

良質な油を含むイワシで梅干しを巻いて、さっぱりと

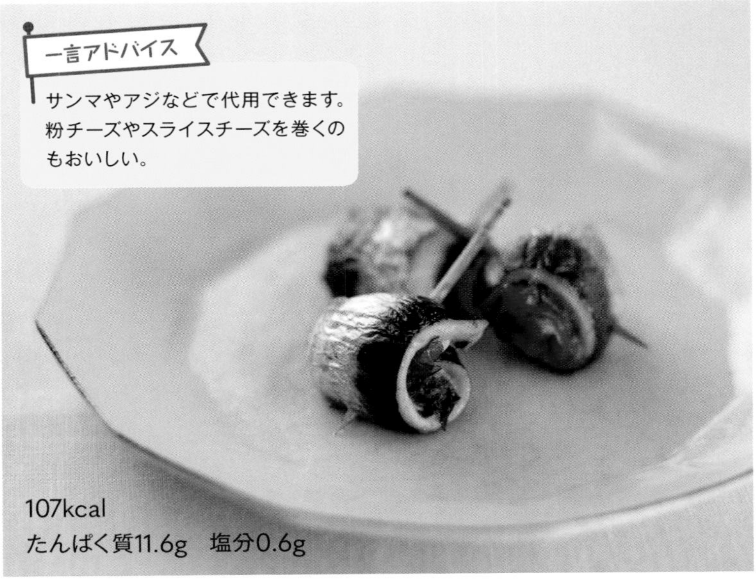

一言アドバイス

サンマやアジなどで代用できます。粉チーズやスライスチーズを巻くのもおいしい。

107kcal
たんぱく質11.6g　塩分0.6g

材料（1人分×2回）

- イワシ……小3尾（120g）
- 塩……ミニスプーン 1/3 弱（0.3g）
- 梅干し（たたき刻む）……1個（10g）
- 青じそ……3枚

作り方

1 イワシは頭とわたを除き、手開きにして縦半分に切る。塩をふって10分ほどおき、汁けをふきとる。

2 青じそを縦半分に切ってイワシにのせ、梅干しを等分に置いて頭側からくるりと巻き、つまようじで止める。

3 つまようじが焦げないようにアルミ箔《はく》などで包み、オーブントースター（または魚焼きグリル）で7～8分焼く。

お手軽五平もち

焼いたくるみみその香ばしさがたまらない！

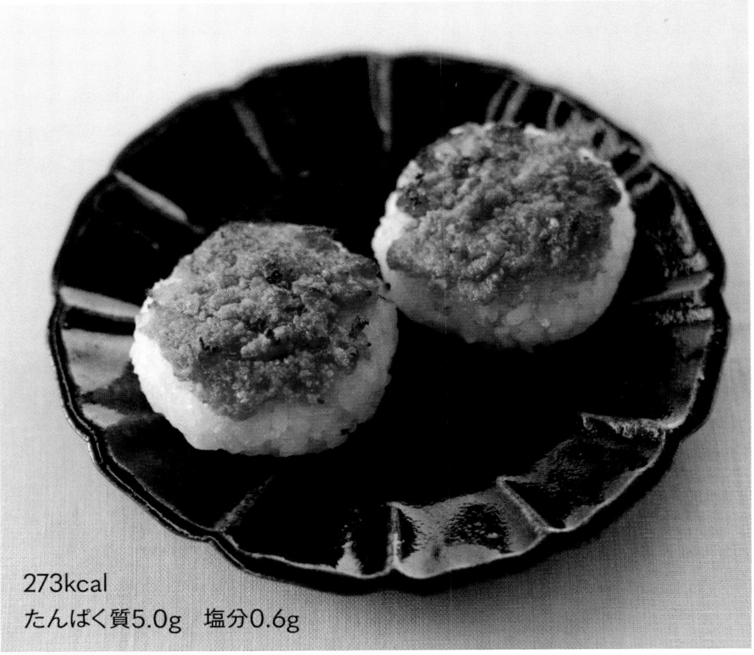

273kcal
たんぱく質5.0g　塩分0.6g

材料（1人分×2回）

- 温かいごはん……200g
- くるみ……20g
- いり白ごま・みそ・はちみつ……各大さじ 1/2

作り方

1 ごはんはすりこ木などで軽くつぶし、4つに分けて丸くにぎる。

2 くるみ、ごまをすり鉢に入れてよくすり、みそ、はちみつを加えてすり混ぜる。

3 魚焼きグリルで**1**を4～5分焼き、**2**を塗って2～3分焼く。みそがかわき、こんがり焼き色がついたらでき上がり。

一言アドバイス

くるみみそは、ゆでたさやいんげんやグリーンアスパラなどをあえてもおいしい。栄養価もアップします。

クリーミーポテトサラダ

いつものポテトサラダに生クリームを加え、しっとりとした仕上がりに

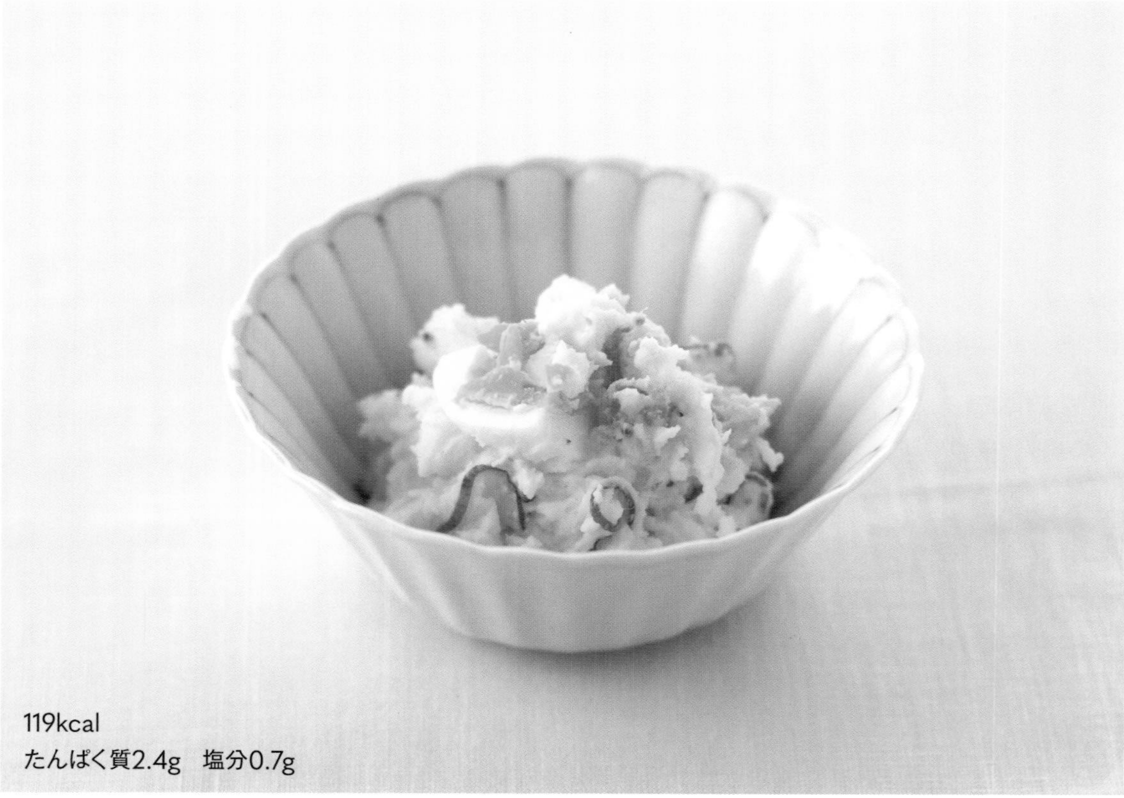

119kcal
たんぱく質2.4g　塩分0.7g

材料（1人×5回）

じゃが芋……中2個（250g）
にんじん……40g
A｜塩……小さじ½
　｜こしょう……少量
　｜粒入りマスタード……小さじ1
　｜きゅうり……½本
　｜塩……少量
ゆで卵……1個（50g）
B｜マヨネーズ・生クリーム
　｜……各大さじ2

作り方

1 じゃが芋は皮をむいて一口大に切り、にんじんは1cm角に切る。

2 1をなべに入れ、水をひたひたに加えて強火にかける。煮立ったら中火にし、芋に竹串がすっと通るまで7～8分ゆで、ざるにあげて湯をきる。なべに戻して火にかけ、粉ふき芋にしてフォークなどでつぶす。Aを加え混ぜ、あら熱をとる。

3 きゅうりは輪切りにして塩をふってもみ、汁けを絞る。ゆで卵は8つに切る。

4 2にBを加えて混ぜ、3を加えて混ぜ合わせる。

・冷蔵で3日保存できる。

一言アドバイス

チーズをのせてオーブントースターで焼き、グラタン風にするのも美味。

レモンカスタードのクラッカー添え

レモンの酸味を加えたさわやかなカスタードクリームです

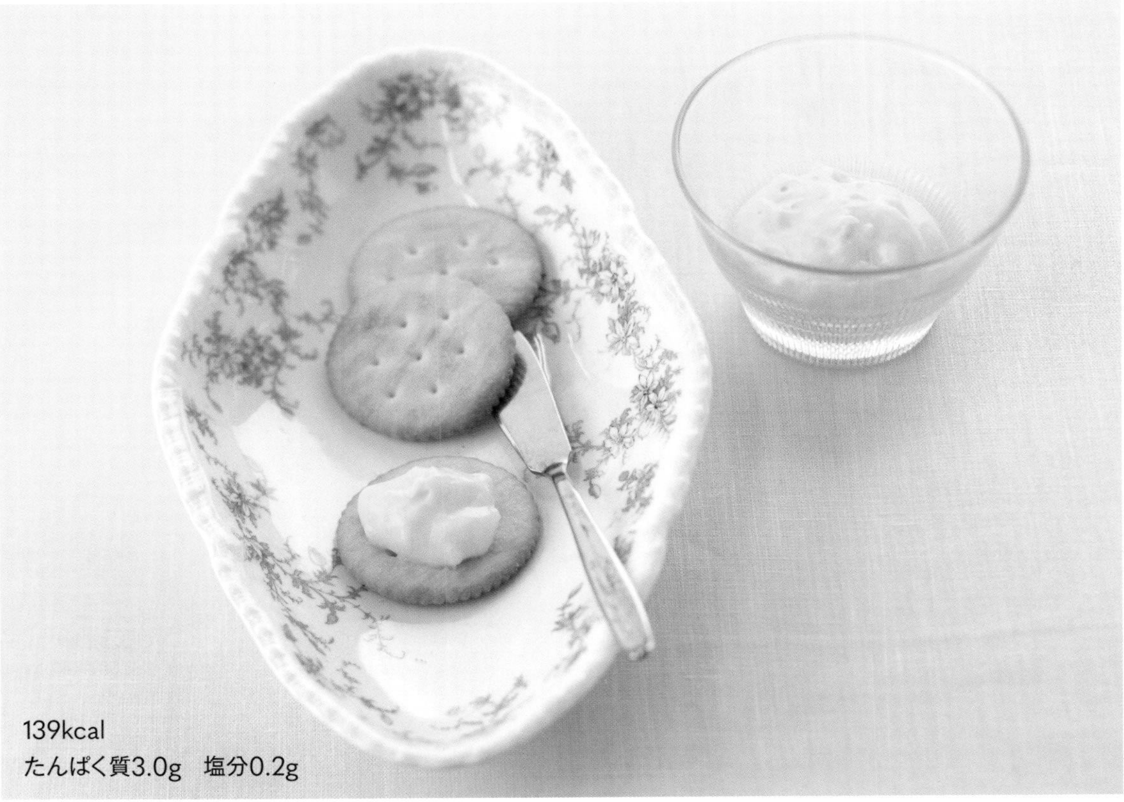

139kcal
たんぱく質3.0g　塩分0.2g

材料（1人分×6回）

	牛乳	1カップ
A	砂糖	大さじ4
	卵黄	2個
	バニラエッセンス	少量
B	小麦粉・コーンスターチ	各大さじ1
C	バター	小さじ$2\frac{1}{2}$（10g）
	レモン果汁	小さじ2
	レモンの皮（すりおろす）	少量
	クラッカー	3枚×6回（60g）

作り方

1 なべに牛乳を入れて火にかけ、沸騰直前に火を消す。

2 ボールにAを入れて泡立て器ですり混ぜ、Bを合わせ、**1**を少しずつ加えながら混ぜ合わせる。

3 なべに**2**を濾《こ》しながら入れて火にかけ、中火でとろみがつくまで混ぜながら火を通す。

4 なべを火からおろし、Cを加えて混ぜ合わせ、バットなどに広げてさます。器に盛り、クラッカーを添える。

・冷蔵で2日保存できる。

一言アドバイス

≫しっかり甘く、バターの風味もきいています。ちょこちょこと エネルギー補給をするのに最適。
≫パンに塗って、スライスしたいちごやりんごなど果物をのせて軽く焼けばタルト風になります。シリアルやヨーグルトと合わせると、ざくざくとした食感のレアチーズ風に。いろいろ試してみてください。

たんぱく質
がとれる

マグロの香草パン粉焼きの献立

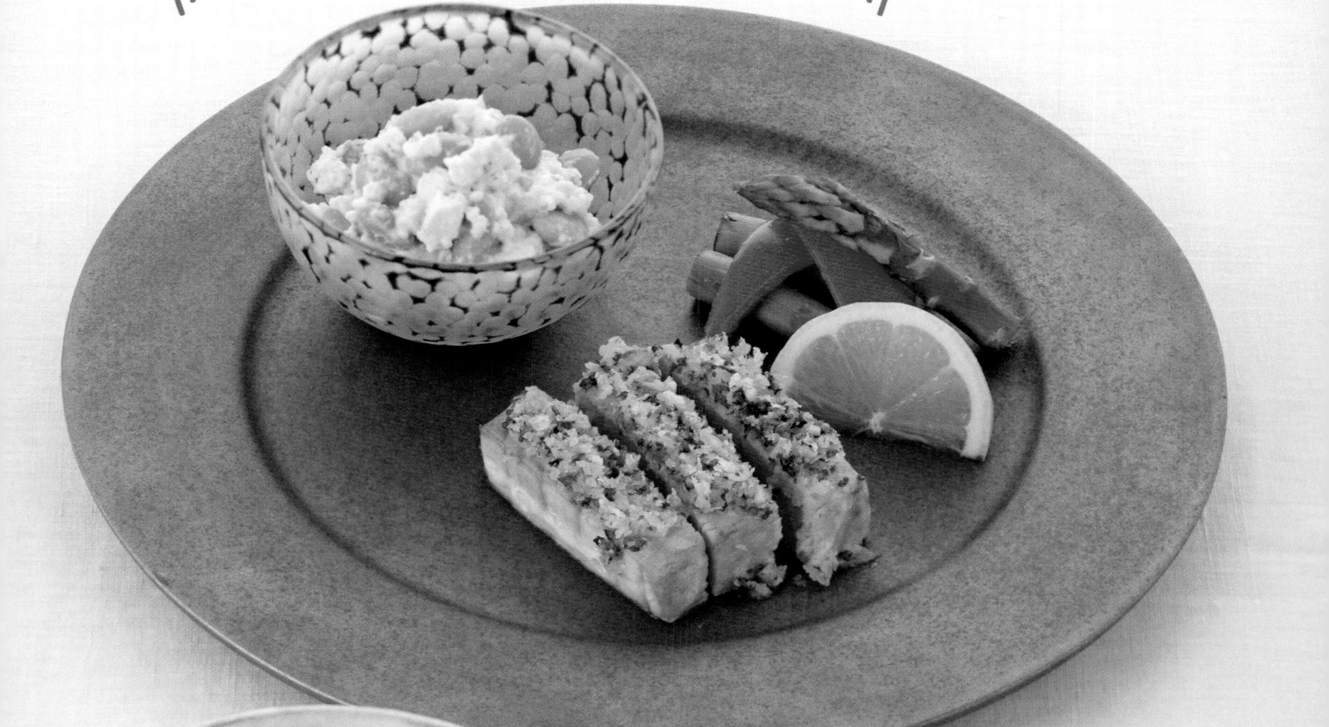

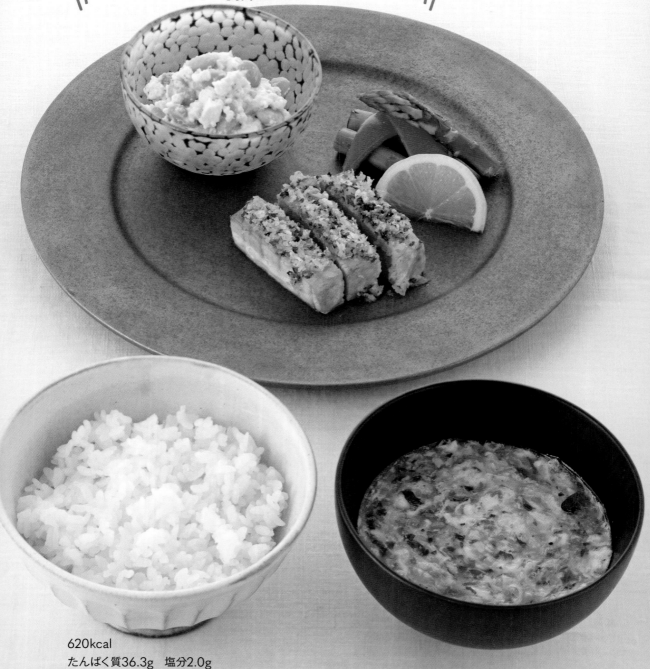

620kcal
たんぱく質36.3g　塩分2.0g

卵とチーズのかきたまスープ

とろーり伸びるチーズが美味。
卵と豆苗の彩りが鮮やかです

材料（1人分×2回）

- 豆苗……30g
- A 顆粒ブイヨン……小さじ1/2
- A 水……1 1/4カップ
- 塩……ミニスプーン1/2
- こしょう……少量
- かたくり粉……小さじ1
- 水……小さじ2
- B 卵……1個（50g）
- B とろけるタイプのチーズ……30g

作り方

1 豆苗は細かく刻む。

2 なべにAを入れて煮立て、豆苗、塩、こしょうを入れ、水どきかたくり粉でとろみをつける。

3 Bを混ぜ合わせ、**2**にまわし入れてやさしく箸《はし》でかき混ぜて火を消し、余熱で卵に火を通す。

1人分　105kcal
たんぱく質7.9g　塩分0.9g

一言アドバイス
豆苗は栄養価が高く、1年じゅう手に入りやすい食材です。細かく刻んで繊維を切ってから調理するとよいでしょう。

枝豆の洋風白あえ

たんぱく質食品の豆腐を
マヨネーズ味の衣に仕立てます

材料（1人分×2回）

- 枝豆（冷凍）……60g
- もめん豆腐……100g
- A マヨネーズ……大さじ1
- A すり白ごま……大さじ1/2
- A 塩……ミニスプーン1/3弱（0.3g）

作り方

1 枝豆は解凍し、さやから出して薄皮をむく。もめん豆腐はキッチンペーパーに包んで水けをきる。

2 ボールにA、豆腐を入れて泡立て器で混ぜ合わせてなめらかにし、枝豆を加えてあえる。

1人分　135kcal
たんぱく質7.6g　塩分0.3g

一言アドバイス
枝豆は野菜の中でもたんぱく質が豊富に含まれています。しっかり噛《か》んで食べましょう。

マグロの香草パン粉焼き

マグロを香味豊かなパン粉焼きに。
揚げ物風の一品です

材料（1人分×2回）

- マグロ（赤身・さくどりしたもの）……1さく（140g）
- 塩……ミニスプーン1
- 粒入りマスタード……大さじ1/2
- A パン粉（細かいもの）……大さじ1
- A パセリ（みじん切り）……小さじ1
- A にんにく（みじん切り）……少量
- A オリーブ油……大さじ1/2
- グリーンアスパラガス……2本（30g）
- 赤パプリカ……30g
- レモン（くし形切り）……2切れ

作り方

1 アスパラガスは根元側の皮をむき、三等分に切る。パプリカは長めの乱切りにする。

2 マグロは半分に切って汁けをふき、塩をふる。アルミ箔《はく》に油少量（分量外）を薄く塗り、マグロを置く。粒マスタードを塗り、混ぜ合わせたAをのせる。あいた所に**1**も置く。

3 オーブントースター（または魚焼きグリル）に入れ、8～10分焼く。途中、焦げそうになったらアルミ箔をのせる。

4 あら熱がとれたらマグロを食べやすく切り、野菜とともに器に盛り、レモンを添える。

1人分　128kcal
たんぱく質17.1g　塩分0.7g

一言アドバイス
≫カジキやタラで作るのもおいしい。
≫ビタミンB_6を含むにんにくや赤パプリカをとり合わせ、たんぱく質の吸収率アップをねらいます。

ごはん

やわらかく炊いたごはん……150g

1人分　252kcal
たんぱく質3.8g　塩分0g

ローストビーフ

たんぱく質はもちろん、鉄も多く含む牛赤身肉を使います

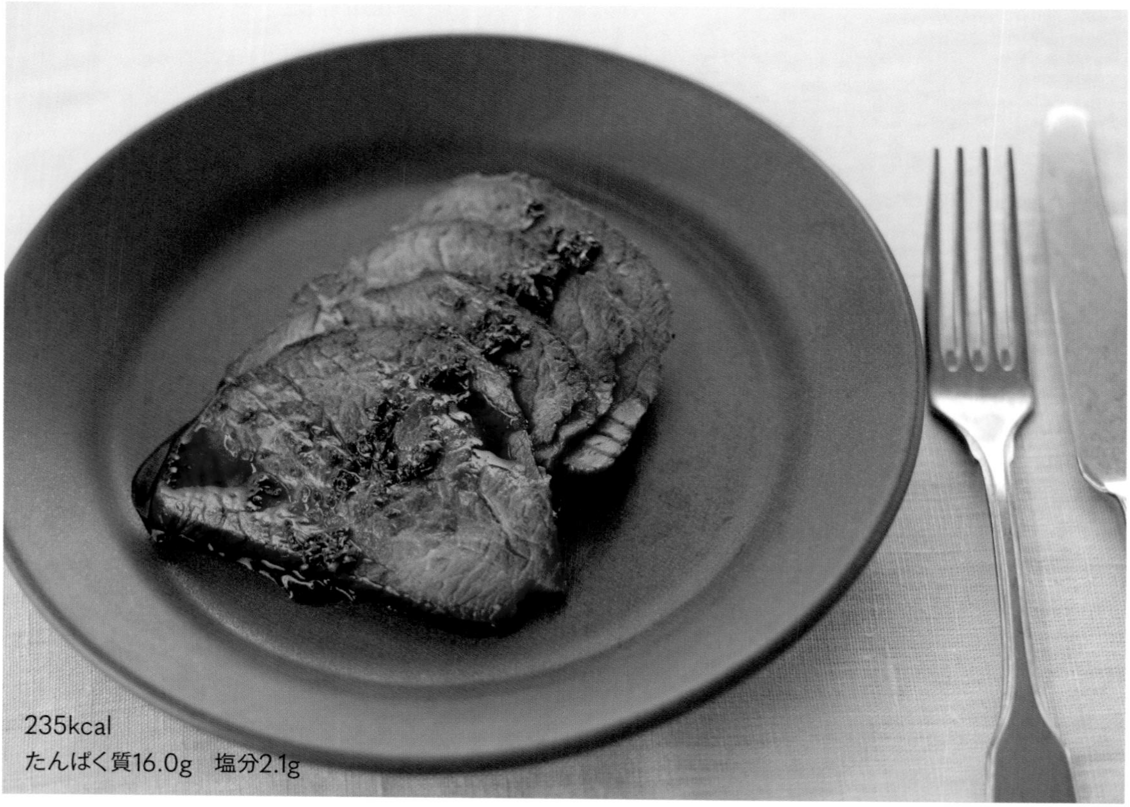

235kcal
たんぱく質16.0g　塩分2.1g

材料（1人分×5回）

- 牛ももかたまり肉（室温にもどす）……400g
- 塩……小さじ1
- こしょう……少量

オリーブ油……大さじ1/2

A
- しょうゆ・酒……各大さじ2
- みりん……大さじ1/2
- レモン果汁……大さじ1
- パセリ（みじん切り）……小さじ1

作り方

1. 牛肉に塩、こしょうをふり、オリーブ油を熱したフライパンに入れ、各面を2分ずつ、6面で計12分焼く。弱火にしてふたをし、3～5分蒸し焼きにする。
2. アルミ箔《はく》に包み、あら熱がとれるまでおく。
3. フライパンにAを入れてひと煮立ちさせる。
4. 牛肉を食べやすい厚さに切って器に盛り、**3**をかける。

・冷蔵で3日保存できる。

一言アドバイス

≫牛肉は調理の30分～1時間前に冷蔵庫から出し、室温にもどします。
≫パンにはさんだり、サラダに添えたりするのも合います。

麻婆豆腐

ひき肉と豆腐、動物性と植物性のたんぱく質がおいしくとれる一皿

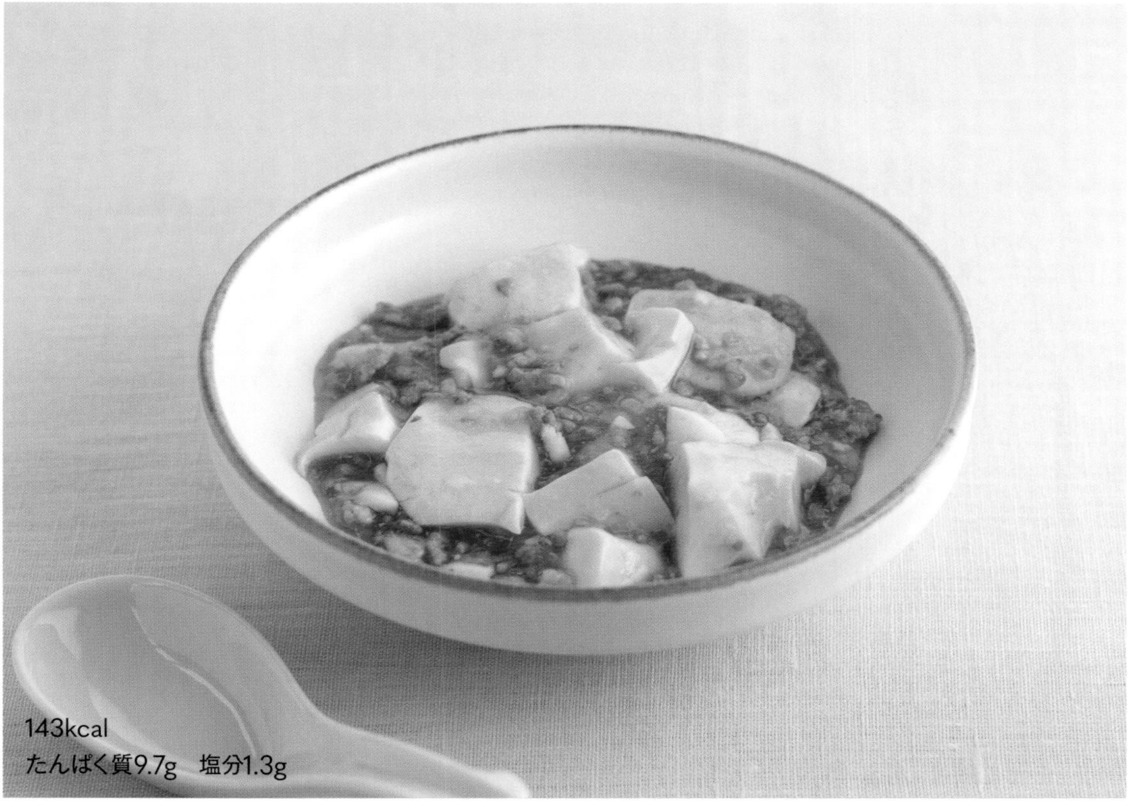

143kcal
たんぱく質9.7g　塩分1.3g

材料（1人分×2回）

絹ごし豆腐……150g
豚赤身ひき肉……50g
ごま油……大さじ1/2
豆板醤《じゃん》……ミニスプーン1
にんにく・しょうが（各みじん切り）……各少量
ねぎ（みじん切り）……6cm分（15g）
A　酒……小さじ2
　みそ……小さじ1
　しょうゆ・砂糖・オイスターソース・顆粒鶏がらだし……各小さじ1/2
　水……1/2カップ
かたくり粉……小さじ1
水……小さじ2

作り方

1 絹ごし豆腐はキッチンペーパーに包んで水けをきる。

2 フライパンにごま油、にんにく、しょうがを入れて火にかけ、香りが立ったらひき肉、豆板醤を加え、ひき肉がきつね色になるまでしっかりいためる。

3 ねぎ、Aを加えて煮立て、大きくくずした豆腐を入れて2～3分煮る。水どきかたくり粉でとろみをつけ、ひと煮ち立させる。

一言アドバイス

≫ひき肉は赤身を選ぶと低脂肪で、たんぱく質をしっかりとることができます。
≫好みで辛味をもう少しきかせても。辛味は食欲を高める効果があります。
≫豆腐はすぐに飲み込まず、よく噛《か》むように意識して食べましょう。

サケのムニエル　ヨーグルトソース

ソースには、乳清が少なくてかためのヨーグルトを使います

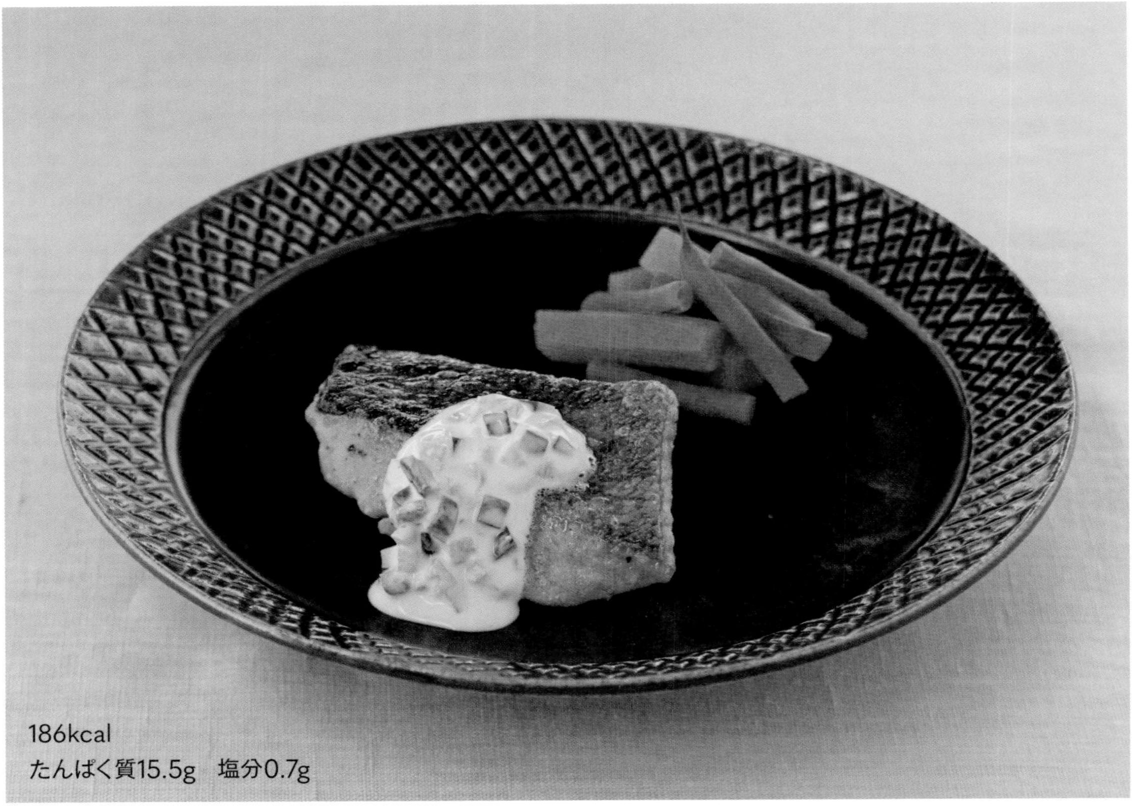

186kcal
たんぱく質15.5g　塩分0.7g

材料（1人分×2回）

- 生ザケ……大1切れ（120g）
- 塩……ミニスプーン½
- こしょう…少量　小麦粉…小さじ1
- オリーブ油……小さじ2
- バター……小さじ2½（10g）
- にんじん……30g
- さやいんげん……小4本（20g）
- きゅうり……¼本（25g）
- 塩……少量
- A
  - プレーンヨーグルト（乳清が少ないかためのもの。45ページ）……大さじ2
  - 塩……ミニスプーン⅓弱（0.3g）
  - クミンパウダー・にんにく（すりおろす）・こしょう……各少量

作り方

1. サケは塩をふって5分おき、キッチンペーパーで汁けをふく。2等分に切り、こしょうをふり、小麦粉をまぶす。
2. にんじんは4cm長さの拍子木切りにしてなべに入れ、かぶるくらいの水を入れて火にかける。煮立ったら、4cmに切ったさやいんげんを入れてゆで、ざるにあげて湯をきる。
3. きゅうりは小さめの角切りにして塩もみし、汁けを絞ってAと合わせる。
4. フライパンにオリーブ油を熱し、サケを皮目が下になるように入れてこんがり焼き色をつけ、裏返して同様に焼く。キッチンペーパーで余分な油をふき、バターを入れてからめる。
5. 器にサケを盛って**3**をかけ、**2**を添える。

一言アドバイス

サケは無理なく食べられる量に控え、まろやかなソースでおいしくたんぱく質をプラスします。つけ合わせの野菜にもソースをからめて。

鶏肉のキウイソースいため

しっとりやわらかな鶏肉としょうゆベースのキウイソースで、ごはんが進みます

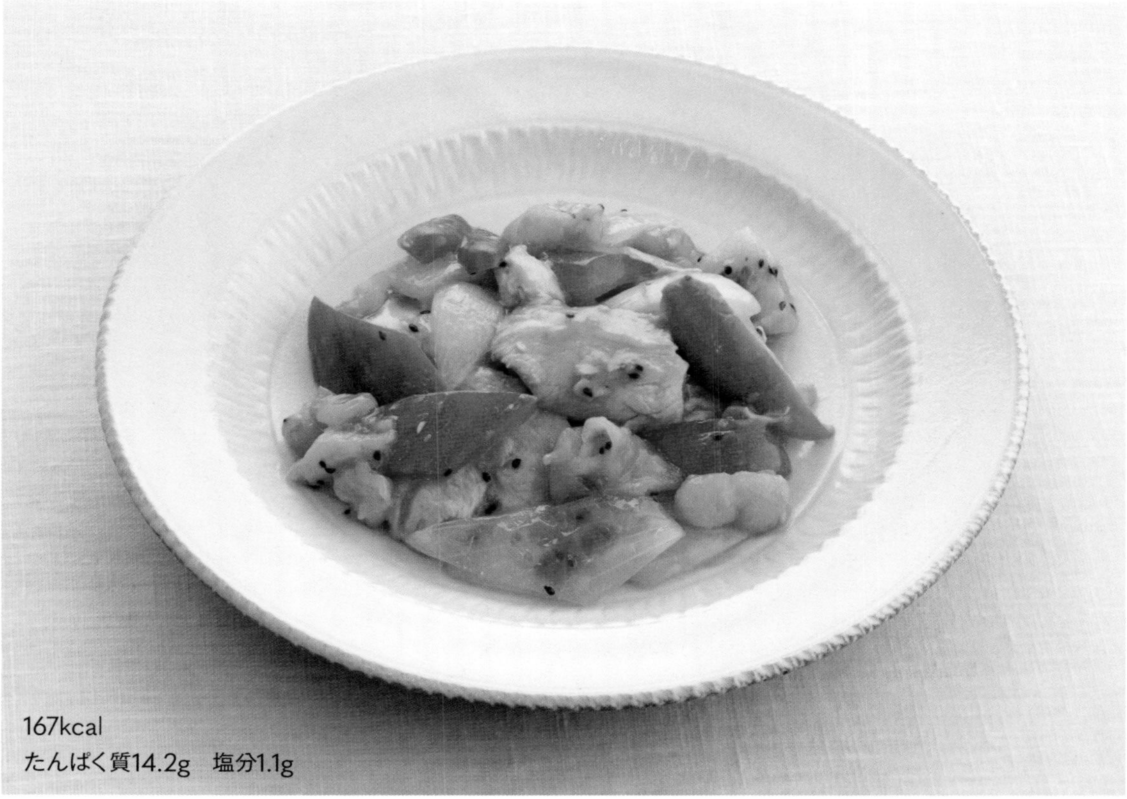

167kcal
たんぱく質14.2g　塩分1.1g

材料（1人分×2回）

鶏胸肉……小 1/2 枚（120g）
塩……ミニスプーン 1/3 弱（0.3g）
A　キウイフルーツ（一口大に切る）……1個（80g）
　しょうゆ……小さじ1
　しょうが（すりおろす）……小さじ 1/2
サラダ油……大さじ 1/2
玉ねぎ（一口大に切る）……1/4 個（50g）
ピーマン（乱切り）……1個（30g）
赤パプリカ（乱切り）……1/4 個（40g）
B　しょうゆ・みりん・酢……各小さじ1

作り方

1 鶏肉は一口大に切って塩をふり、汁けをふく。ポリ袋に入れてAを加えてよくもみ、冷蔵庫に1～3時間おく。

2 フライパンにサラダ油を熱し、玉ねぎを入れていため、ピーマン、パプリカを加えてさっといため、いったんとり出す。

3 フライパンに、汁けをきった鶏肉を入れ、中火弱で両面を焦がさないように焼く。**2**を戻し入れ、**1**の残った汁、Bを加えていため合わせる。

一言アドバイス

≫鶏肉は、消化酵素を持つキウイフルーツでマリネ風にすることで、しっとりとやわらかくなります。キウイフルーツのほかに、マンゴーやパイナップルなどを使ってもOK。
≫鶏胸肉は、豚もも肉やカジキなどを代用しても（カジキの場合、Aに漬ける時間は30分～1時間でOK）。

レバーのケチャップいための献立

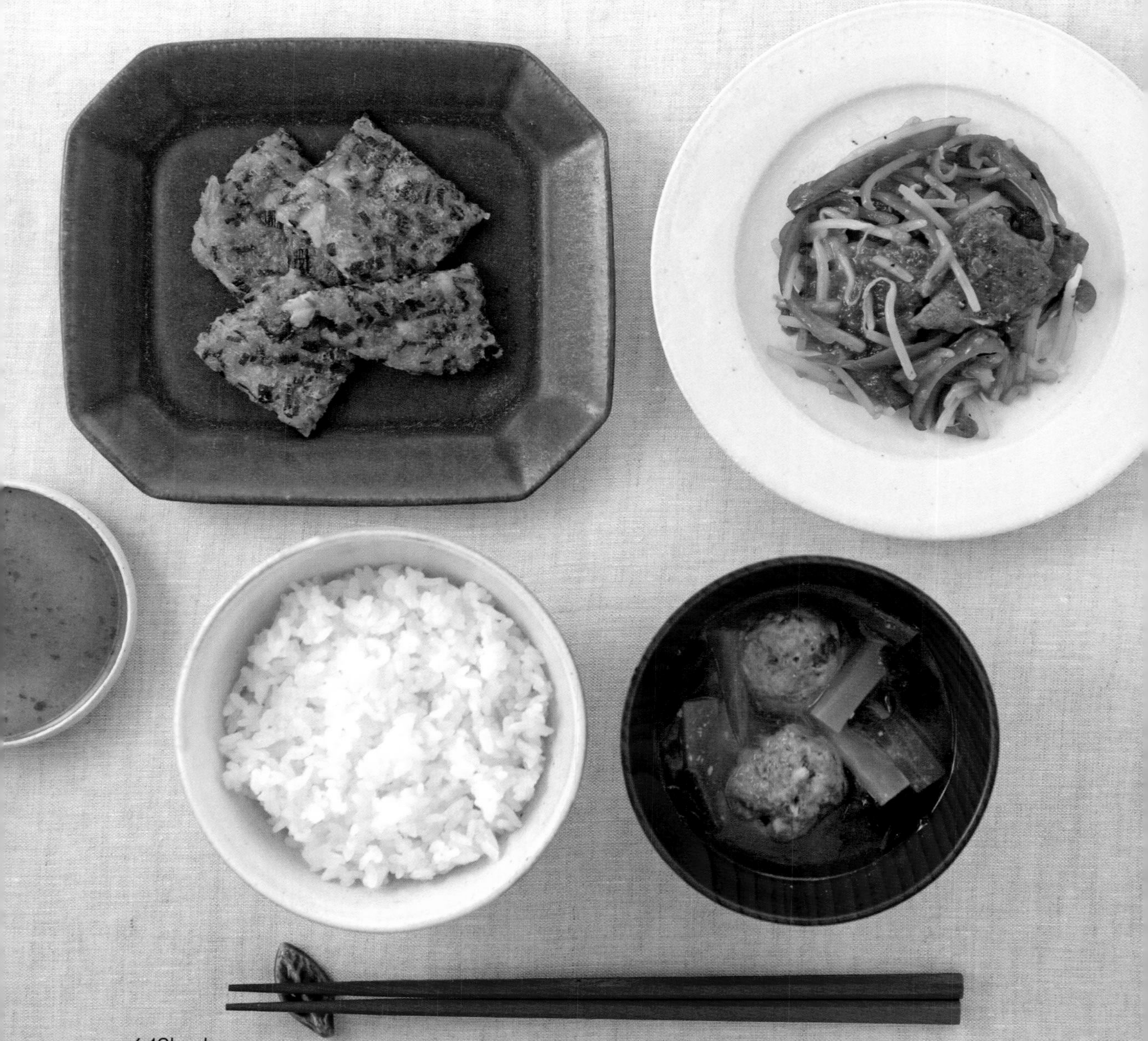

649kcal
たんぱく質36.7g　鉄13.9㎎　塩分3.0g

カツオのつみれ汁

鉄が多いカツオをつみれに。
しょうがをきかせます

材料（1人分×2回）

A｜カツオ（たたき刻む）……60g
　｜ねぎ（みじん切り）……12g
　｜みそ・しょうが（すりおろす）……各小さじ½
　｜かたくり粉……小さじ1
だし……1¼カップ
大根（短冊切り）……30g
にんじん（短冊切り）……20g
小松菜（2cm長さに切る）……30g
みそ……大さじ½

作り方

1 ボールにAを入れて練り混ぜる。
2 なべにだし、大根、にんじんを入れてふたをし、煮立ったら火を弱めて野菜がやわらかくなるまで煮る。
3 1を一口大に丸めて加え、火が通ったら小松菜を加えてひと煮立ちさせ、みそをとき入れる。

1人分　138kcal　たんぱく質16.7g　鉄1.9mg　塩分0.9g

一言アドバイス

≫カツオのほかに、マグロ、イワシ、サバ、ブリなども鉄を多く含むので、旬のものを選ぶとよいでしょう。
≫小松菜も鉄を含む野菜です。

ごはん

やわらかく炊いたごはん……150g

1人分　252kcal　たんぱく質3.8g　鉄0.2mg　塩分0g

アサリとじゃが芋のチヂミ

もちもちした食感に、アサリの
歯ごたえがアクセントに

材料（1人分×2回）

アサリ水煮缶詰め（缶汁ごと）……小½缶（45g）
じゃが芋……中1個（150g）
にら……20g
かたくり粉……大さじ1～2
ごま油……大さじ½
A｜しょうゆ・レモン果汁……各小さじ1
　｜豆板醤《じゃん》……少量

作り方

1 じゃが芋はすりおろして汁けをきり、にらは刻む。
2 ボールに1とアサリを入れて混ぜ、かたくり粉を加えながら混ぜ合わせ、かたさを調整する。
3 フライパンにごま油を熱し、2を入れて中火弱で3～4分、焼き色がつくまで焼き、裏返して同様に焼く。
4 食べやすく切って器に盛り、Aを混ぜ合わせて添える。

1人分　122kcal　たんぱく質4.7g　鉄4.9mg　塩分0.6g

一言アドバイス

≫じゃが芋とにらは、鉄の吸収を高めるビタミンCが豊富です。
≫たれにレモン汁を加え、唾液《だえき》の分泌を高めます。
≫焼いたあと、食べやすく切って冷凍してもOKです。

レバーのケチャップいため

豚レバーを
ケチャップ味で食べやすく

材料（1人分×2回）

豚レバー……100g
A｜しょうゆ・酒……各小さじ1
　｜しょうがの搾り汁……小さじ½
かたくり粉……小さじ2
もやし……½袋（100g）
ピーマン……1個（30g）
サラダ油……大さじ½
B｜酒……大さじ1
　｜トマトケチャップ・ウスターソース……各小さじ2
塩……ミニスプーン½
こしょう……少量

作り方

1 レバーは薄切りにして15分ほど水にさらし、水けをきってAに15～30分漬ける。汁けをよくきり、かたくり粉をまぶす。
2 もやしは根を除き、食べやすく折る。ピーマンは細切りにする。
3 フライパンにサラダ油を熱し、レバーを入れてふたをし、中火弱で両面を焼き、2を加えていため合わせる。Bを加えてからめ、塩、こしょうで味をととのえる。

1人分　138kcal　たんぱく質11.6g　鉄6.9mg　塩分1.4g

一言アドバイス

鉄の吸収を高めるビタミンCを含む野菜といっしょにいため合わせます。

牛しゃぶとなすのおろしあえ

牛肉は鉄が多い赤身がベスト。なすの切り方にひとくふうです

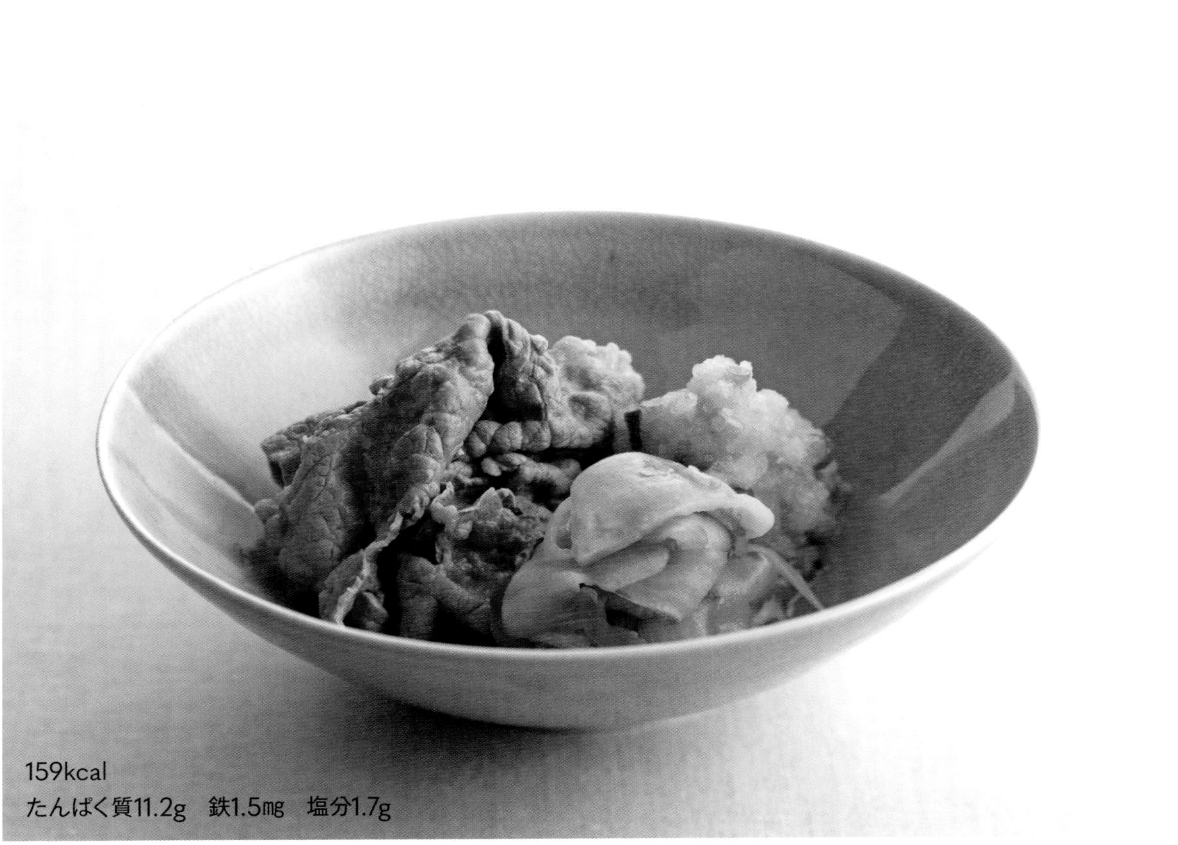

159kcal
たんぱく質11.2g　鉄1.5㎎　塩分1.7g

材料（1人分×2回）

牛もも肉（しゃぶしゃぶ用）……100g
なす……1本（80g）
A | おろし大根……80g
小ねぎ（小口切り）……3g
ポン酢しょうゆ……大さじ2
ゆずこしょう……少量

作り方

1 なすは皮を除き、スライサーで薄く削る。

2 なべに湯を沸かし、なすを入れてさっと火を通し、ざるにとる。同じなべに牛肉を入れてさっと火を通し、ざるに広げてさます。

3 牛肉となすを器に盛り合わせ、Aを混ぜ合わせて添える。

一言アドバイス

≫おろし大根を添えてさっぱりと。消化を助ける働きもあります。
≫こっくりと仕上げたいときは、フライパンでさっと焼いてもOK。

レバーペースト

なめらかな口当たりの本格的な味。間食に最適です

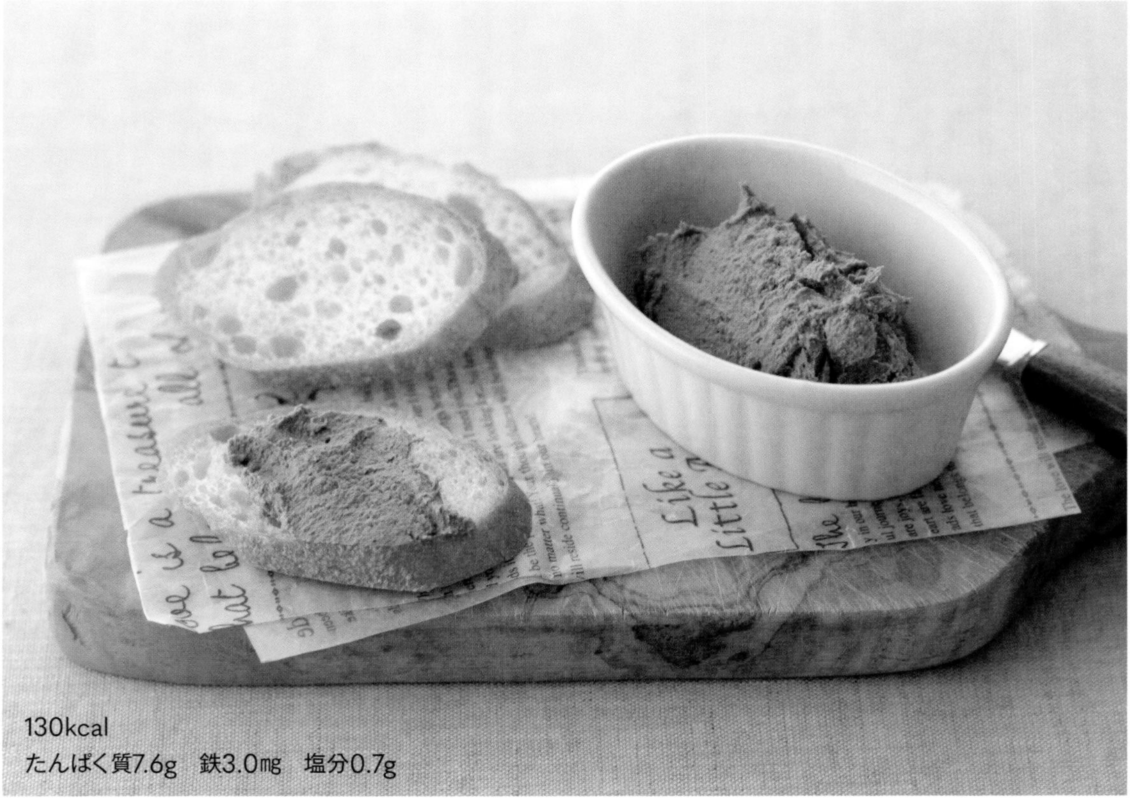

130kcal
たんぱく質7.6g　鉄3.0mg　塩分0.7g

材料（1人分×8回）

鶏レバー	250g
バター	20g
玉ねぎ（薄切り）	1/4個（50g）
にんにく（薄切り）	1/2かけ
白ワイン	1/4カップ
ロリエ	1枚
A 生クリーム	1/4カップ
塩	小さじ1/2
こしょう	少量
フランスパン（薄く切る）	3枚×8回（120g）

作り方

1 レバーは筋や脂肪を除き、一口大に切る。水に15分さらして血合いを除き、水けをふく。

2 なべにバターをとかし、玉ねぎ、にんにくをいため、レバー、白ワイン、ロリエを加えてふたをし、10〜15分蒸し煮にする。

3 ロリエを除いて2をフードプロセッサーに入れ、Aを加えてなめらかになるまで攪拌《かくはん》する。

4 軽くトーストしたフランスパンに塗って食べる。

・冷蔵で3日、冷凍で4週間保存できる。

一言アドバイス

少量で鉄もエネルギーもとれます。小分けして冷凍保存も可能です。

カキとブロッコリーの白ワイン蒸し

蒸し焼きにしたカキがふっくら。にんにくの香りが食欲をそそります

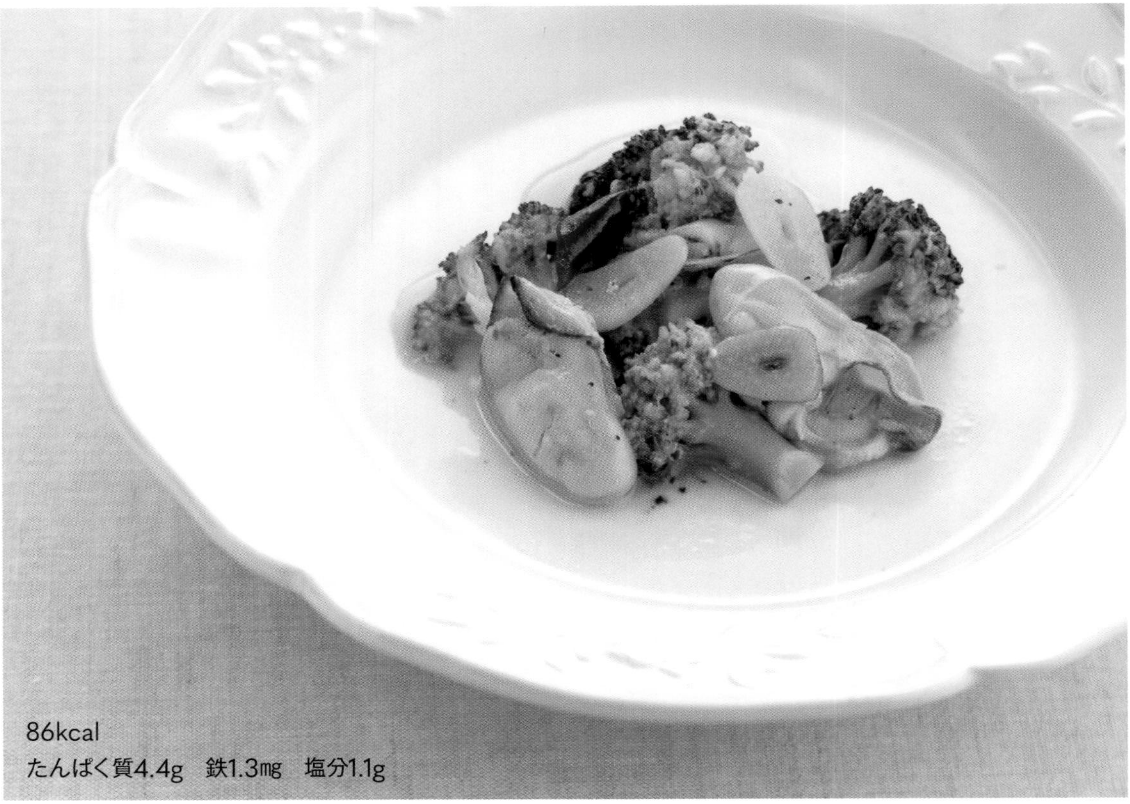

86kcal
たんぱく質4.4g　鉄1.3㎎　塩分1.1g

材料（1人分×2回）

カキ……6個（90g）
ブロッコリー……60g
A｜オリーブ油……大さじ½
｜にんにく（薄切り）……½かけ
｜赤とうがらし……½本
白ワイン……¼カップ
塩……ミニスプーン1
こしょう……少量

作り方

1 カキは塩小さじ½（分量外）をふってやさしくもみ洗いし、水洗いしてざるにあげ、水けをきる。ブロッコリーは小房に分け、大きいものは縦半分に切る。

2 フライパンにAを入れて火にかけ、香りが立ったらカキ、ブロッコリー、白ワインを加え、ふたをして4～5分蒸す。塩、こしょうで味をととのえる。

一言アドバイス

≫鉄、亜鉛、ビタミンB_{12}を多く含むカキと、ビタミンCが多いブロッコリーの組み合わせです。
≫レモン汁をかけるとさっぱり食べられ、唾液《だえき》の分泌にもつながります。
≫カキのうま味が出た蒸し汁はごはんにかけたり、パンを浸したりして食べるのもおすすめ。

シジミ汁

シジミの鉄とうま味が凝縮されたシンプルなみそ汁です

材料（1人分×2回）

シジミ……25g（殻つき100g）
A 水……$1\frac{1}{4}$カップ
　こんぶ……4cm角
みそ……小さじ2

作り方

1 なべにAを入れて30分ほどおき、よく洗ったシジミを加えて火にかける。ふつふつと泡が出てきたらこんぶをとり出し、殻が開くまで加熱する。
2 みそをとき入れ、ひと煮立ちさせる。

一言アドバイス
貝類は消化が悪いとされるので、シジミのように身が小さいものもしっかりとよく噛《か》んで食べてください。

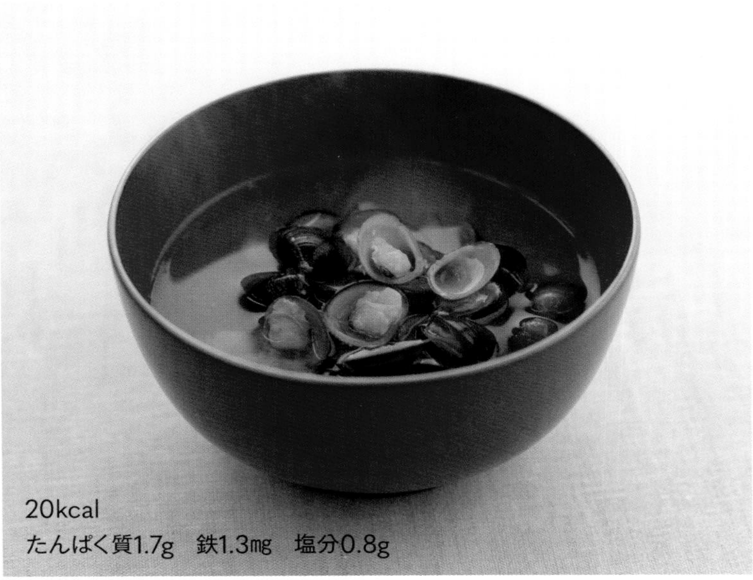

20kcal
たんぱく質1.7g　鉄1.3mg　塩分0.8g

アサリとほうれん草の卵いため

鉄が多い3つの食材を使って。缶詰めを利用して時短に

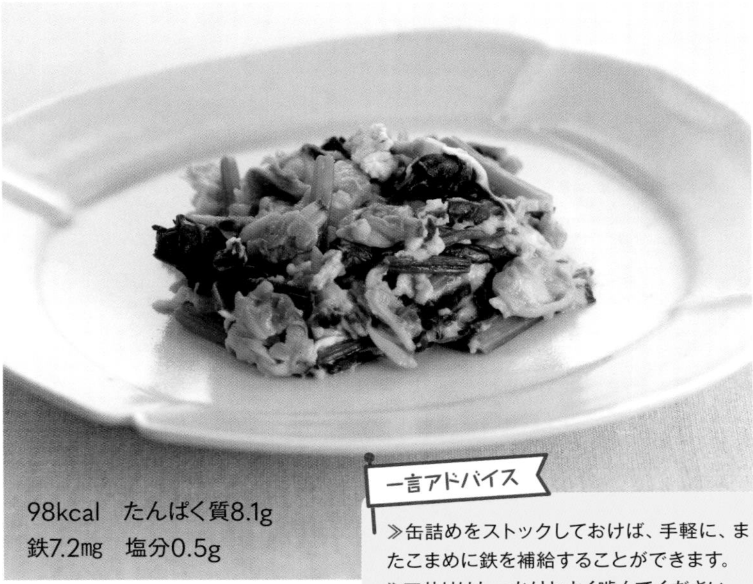

98kcal　たんぱく質8.1g
鉄7.2mg　塩分0.5g

一言アドバイス
≫缶詰めをストックしておけば、手軽に、またこまめに鉄を補給することができます。
≫アサリはしっかりとよく噛んでください。

材料（1人分×2回）

卵……1個（50g）
アサリ水煮缶詰め……小1缶（90g）
ほうれん草……80g
しょうが……4g
ごま油……大さじ$\frac{1}{2}$
A アサリ水煮缶詰めの汁……大さじ1
　しょうゆ……小さじ$\frac{1}{2}$

作り方

1 アサリは缶汁大さじ1をとり分け、缶汁をきる。
2 ほうれん草は2cm長さに切り、しょうがはせん切りにする。
3 フライパンにごま油、しょうがを入れて火にかけ、香りが立ったらほうれん草をいためる。
4 アサリとAを加え混ぜ、卵をとき入れていため合わせる。

カルシウムがとれる

シシャモの磯辺チーズ焼きの献立

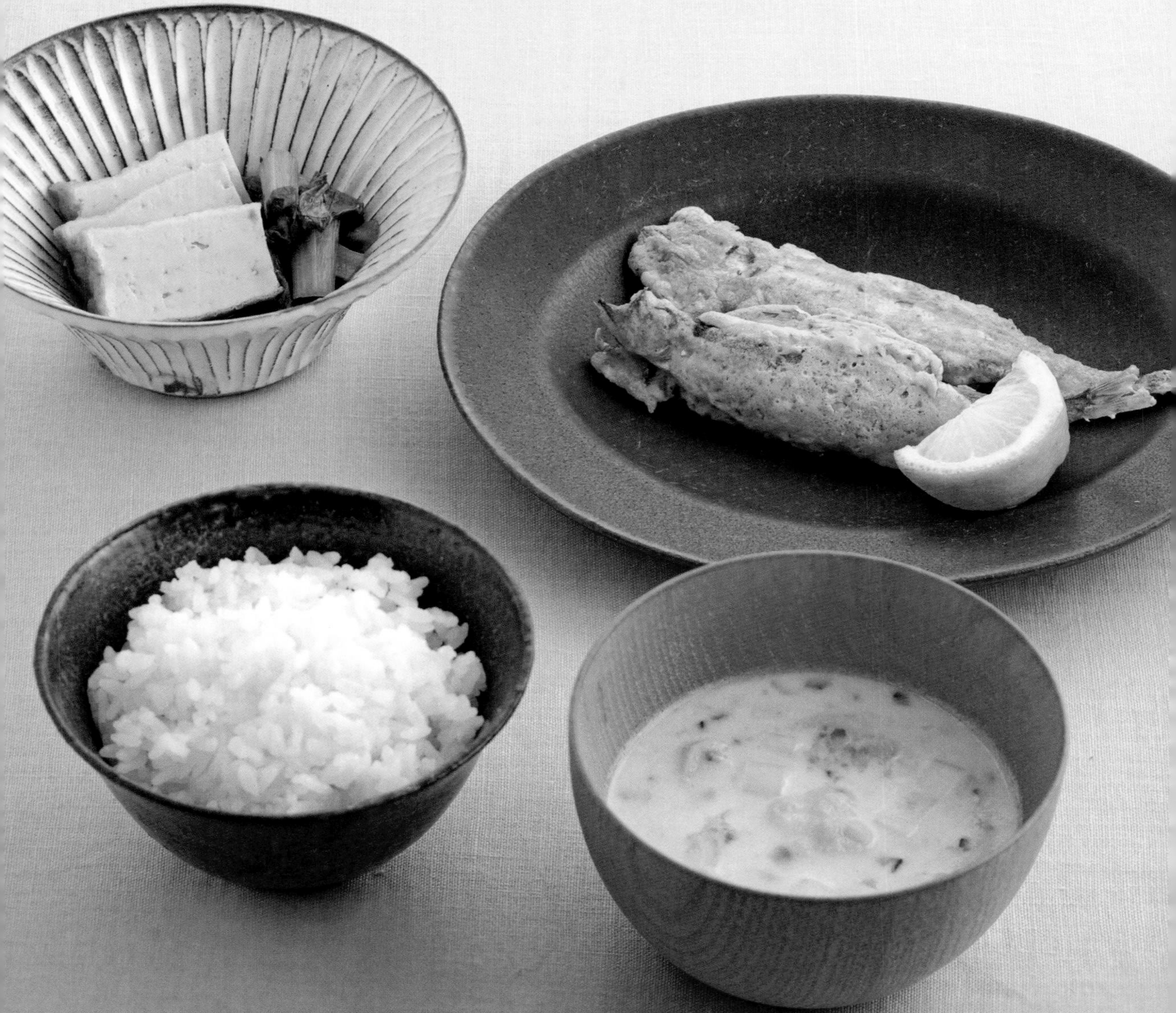

620kcal
たんぱく質27.8g　カルシウム430㎎　塩分2.3g

きのこと里芋のミルクスープ

2種のきのこをたっぷり入れた
ミルク仕立ての和風スープ

材料（1人分×2回）

しめじ類……30g
生しいたけ……2個（40g）
里芋……中3個（100g）
ねぎ……30g
バター……小さじ2 1/2（10g）
だし……3/4カップ
塩……小さじ1/4
牛乳……1/2カップ
しょうが（すりおろす）……少量

作り方

1 しめじ、しいたけはみじん切りに、里芋は1cm幅の輪切りに、ねぎは薄い輪切りにする。
2 なべにバターをとかし、しめじ、しいたけを入れてよくいため、だし、里芋、ねぎを加えてふたをし、煮立ったら弱火にして里芋に火が通るまで7～8分煮る。
3 塩と牛乳を加えて温める。
4 器に盛り、しょうがをのせる。

1人分 113kcal　たんぱく質3.9g
カルシウム69mg　塩分0.8g

一言アドバイス

きのこにはカルシウムの吸収を助けるビタミンDが豊富です。きのこは消化しやすいようにみじん切りにしますが、よく噛んで食べることもたいせつです。

厚揚げと小松菜の煮物

カルシウムが多いコンビの
しょうゆ味の定番お総菜です

材料（1人分×2回）

厚揚げ……1/2枚（80g）
小松菜……60g
A だし……1/2カップ
A しょうゆ・みりん……各大さじ1/2

作り方

1 厚揚げは湯通しして5mm幅に切る。小松菜は2cm長さに切る。
2 なべにAを入れ、煮立ったら**1**を加え、再び煮立ったら火を弱めて3～4分煮る。あら熱がとれるまでそのままおく。

1人分 79kcal　たんぱく質5.2g
カルシウム150mg　塩分0.7g

一言アドバイス

≫厚揚げは湯通しして余分な油を除き、小松菜は2cmに切って繊維を短くし、消化を助けます。
≫大豆製品はカルシウムを多く含みます。厚揚げのほかに、納豆や豆腐、きな粉など手軽にとれるものが多いので、常備しておきましょう。
≫厚揚げのかわりに車麩《ふ》も合います。

シシャモの磯辺チーズ焼き

骨ごと食べるシシャモに
青のりの風味をからめて

材料（1人分×2回）

シシャモ……4尾（100g）
A 卵……1個（50g）
A 小麦粉……大さじ1
A 粉チーズ……小さじ2
A 青のり……小さじ1/2
オリーブ油……大さじ1/2
レモン（くし形切り）……2切れ

作り方

1 ボールにAを混ぜ合わせる。
2 フライパンにオリーブ油を熱し、弱火にしてシシャモを**1**の衣にからめて並べ入れる。残った衣は上から流しかけて3～4分焼き、裏返して同様に焼く。
3 器に盛ってレモンを添える。

1人分 176kcal　たんぱく質14.9g
カルシウム207mg　塩分0.8g

一言アドバイス

しっかり噛《か》めるカルシウムのおかずです。レモンをきゅっと搾って。食欲が出てきます。

ごはん

やわらかく炊いたごはん……150g

1人分 252kcal　たんぱく質3.8g
カルシウム5mg　塩分0g

きくらげとほうれん草の白あえ

きくらげのしゃきしゃきした食感と練りごまのこくがおいしい

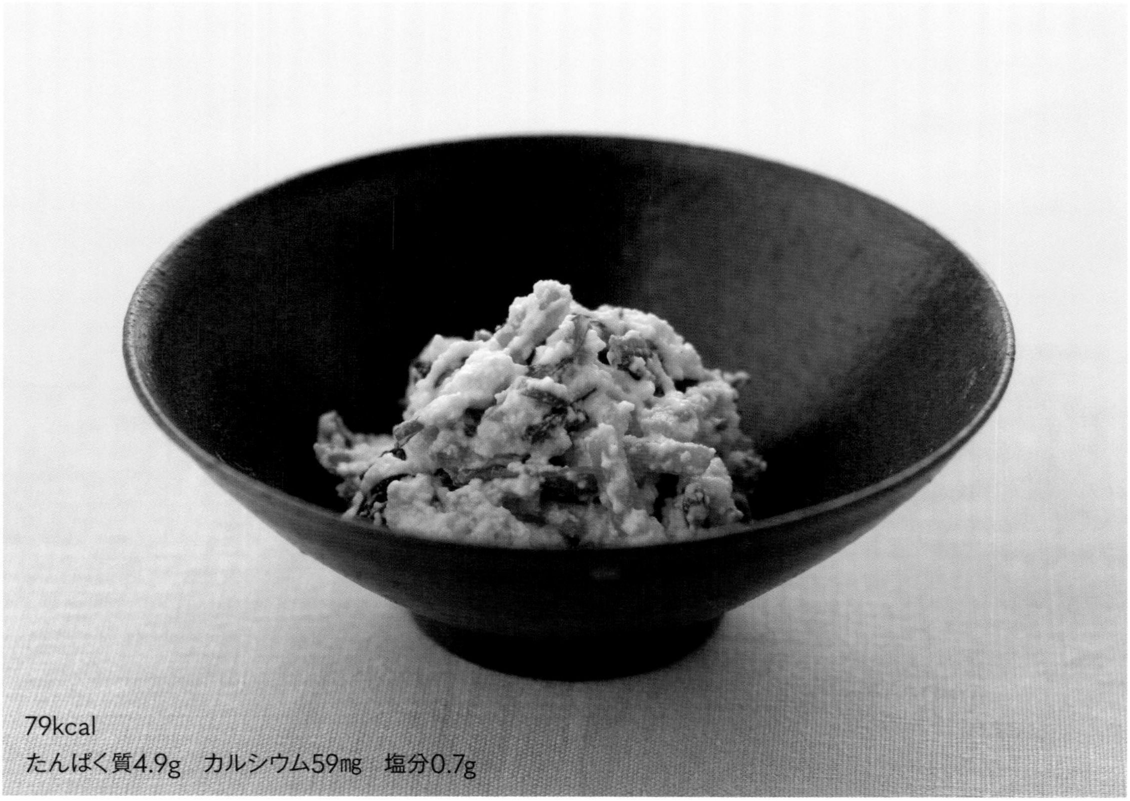

79kcal
たんぱく質4.9g　カルシウム59mg　塩分0.7g

材料（1人分×2回）

もめん豆腐……100g
A｜練り白ごま……大さじ1/2
　｜うす口しょうゆ・砂糖……各小さじ1/2
　｜塩……ミニスプーン1/3弱（0.3g）
きくらげ（湯でもどす）……乾3g
にんじん（2cm長さの細切り）……20g
ほうれん草……30g
うす口しょうゆ……小さじ1/2

作り方

1 もめん豆腐はキッチンペーパーに包んで水けをきる。

2 きくらげはせん切りにしてさっと湯通しする。同じなべでにんじんをゆでてとり出し、ほうれん草をゆでて水にさらし、水けを絞って食べやすく刻む。

3 **2**にしょうゆをからめ、汁けを絞る。

4 ボールに豆腐を入れて泡立て器で混ぜ合わせてなめらかにし、Aを加え混ぜ、**3**をあえる。

一言アドバイス

≫豆腐は絹ごしよりもめんのほうがカルシウムもたんぱく質も豊富です。
≫きくらげにはカルシウムの吸収を助けるビタミンDが多く含まれています。

オイルサーディンのトマトソース焼き

パンにもごはんにも合うトマトチーズ味。焼くだけのお手軽メニューです

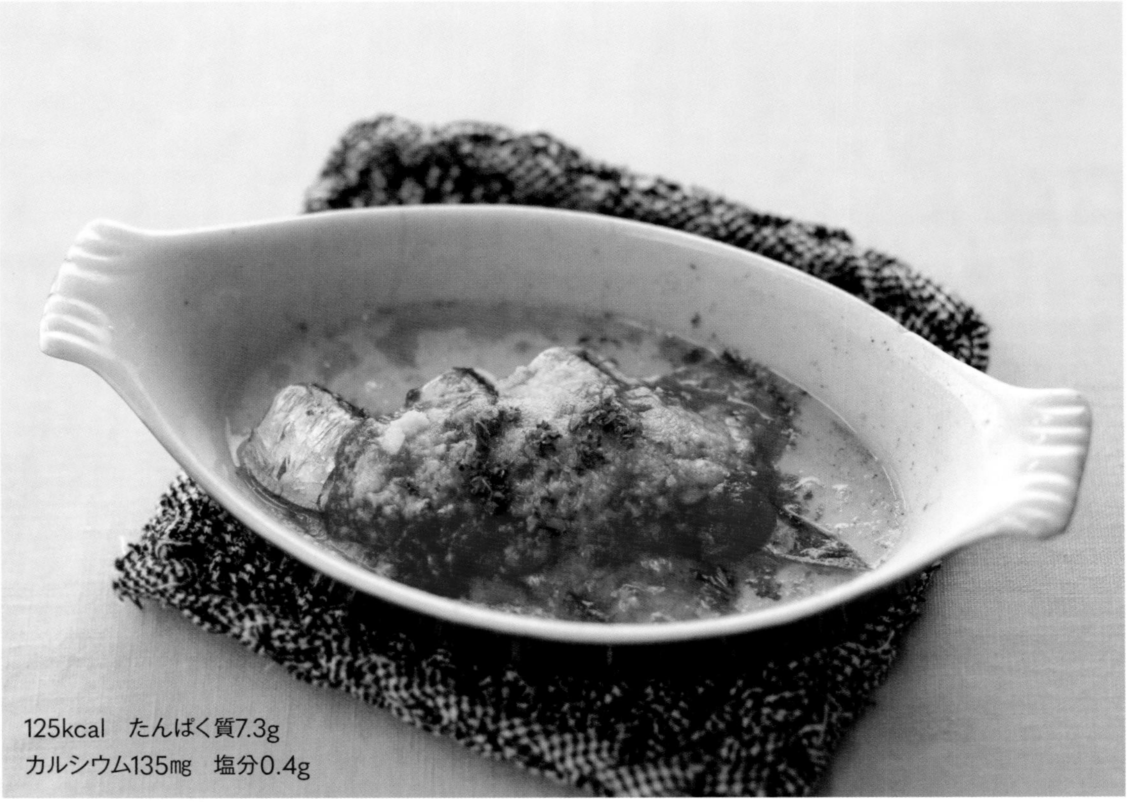

125kcal　たんぱく質7.3g
カルシウム135㎎　塩分0.4g

材料（1人分）

- オイルサーディン……3尾（30g）
- トマトソース……大さじ1
- 粉チーズ……小さじ1
- パセリ（みじん切り）……少量

作り方

1. 耐熱容器にオイルサーディンを並べ入れ、トマトソース、粉チーズをかける。
2. オーブントースターで4～5分焼き、パセリを散らす。

一言アドバイス

≫オイルサーディンはイワシの油漬け。カルシウムも多く含みます。缶詰めはストックできるのが便利です。
≫オイルサーディンのかわりにサバやサケの水煮缶詰めを使うのも美味。

納豆チーズトースト

発酵食品の納豆とチーズはカルシウムも豊富。後を引く味わいのトーストです

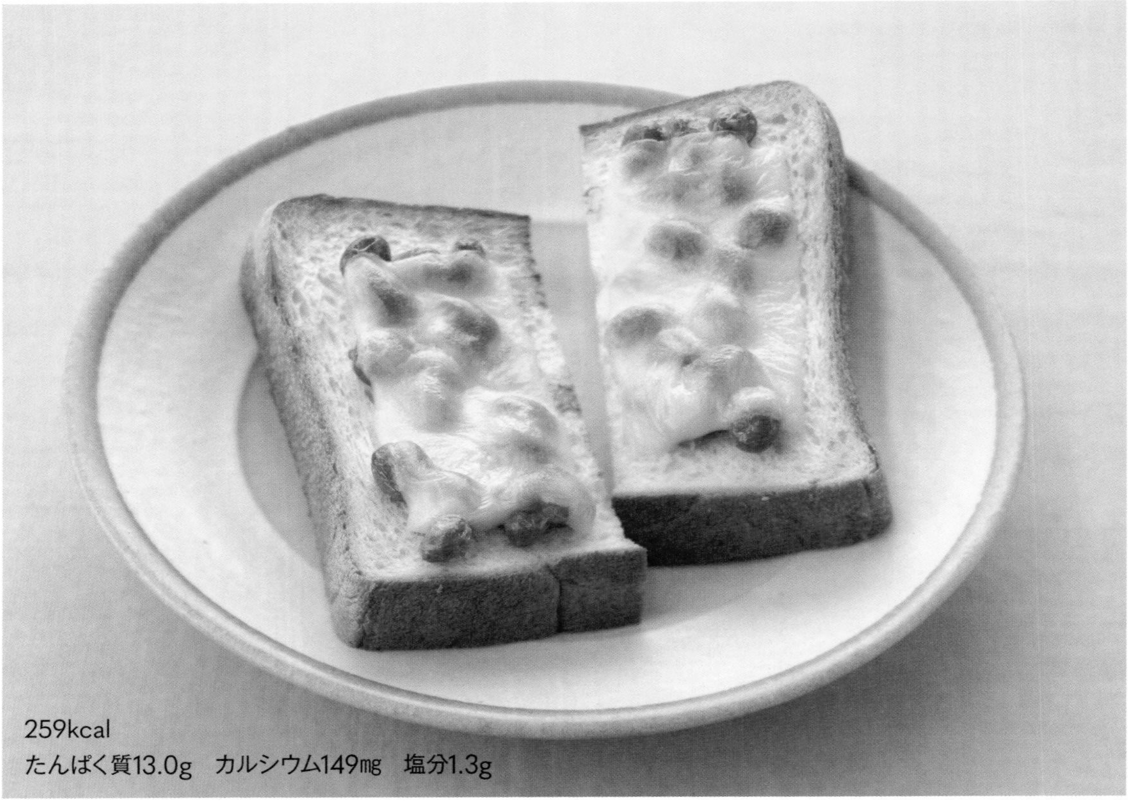

259kcal
たんぱく質13.0g　カルシウム149㎎　塩分1.3g

材料（1人分）

食パン（6枚切り）……1枚
納豆……1/2パック（20g）
とろけるタイプのスライスチーズ……1枚

作り方

1 パンとチーズはそれぞれ縦半分に切る。納豆はかき混ぜて粘りけを出す。

2 パンに納豆とチーズをのせ、オーブントースターでこんがりと焼く。

一言アドバイス

パンを棒状に切って作ると、手軽に食べやすくなります。

カマンベールとりんごのカナッペ

おやつ感覚でチーズのカルシウムとエネルギーが補給できます

材料（1人分）

クラッカー……3枚（10g）
りんご（いちょう切りにする）……3枚（12g）
カマンベールチーズ……1/4個（22.5g）
はちみつ……小さじ1/2

作り方

1 クラッカーにりんご、3等分に切ったチーズを等分にのせ、はちみつを垂らす。

一言アドバイス
オーブントースターで軽く焼くと、チーズがとろりととけてまた美味。

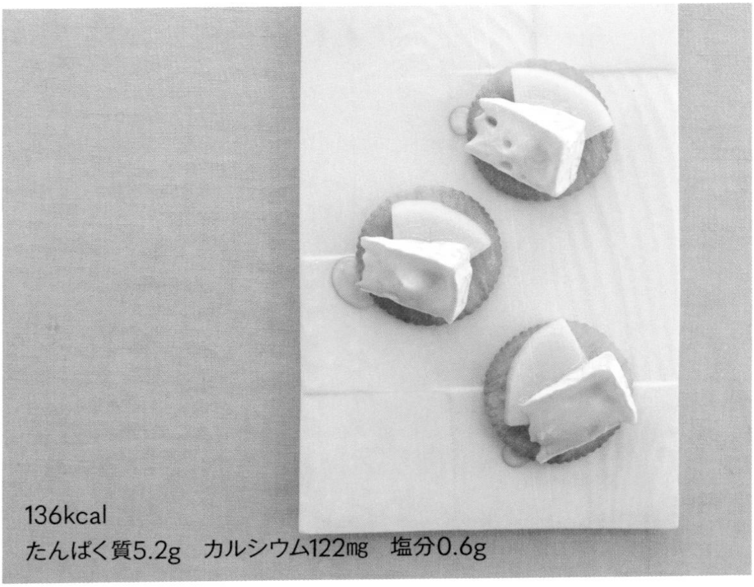

136kcal
たんぱく質5.2g　カルシウム122mg　塩分0.6g

黒みつきなこの牛乳かんてん

さっぱりとした味わいの和風デザート

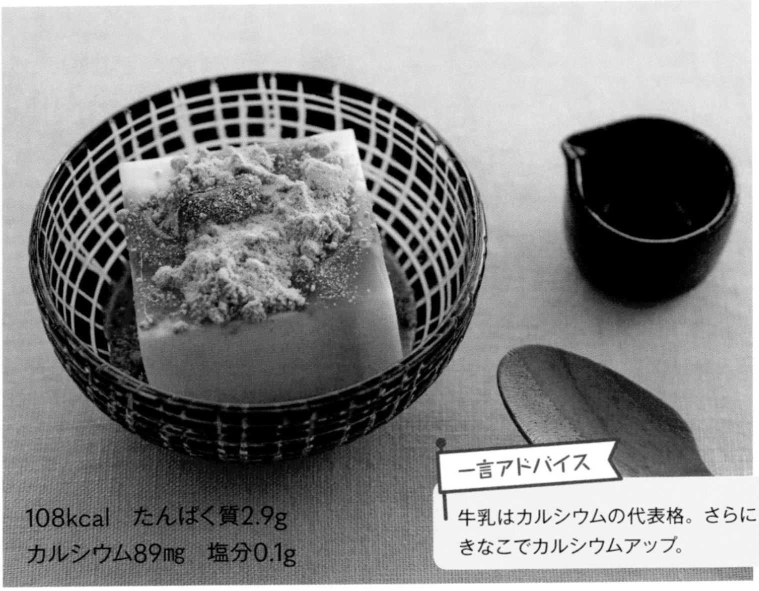

108kcal　たんぱく質2.9g
カルシウム89mg　塩分0.1g

一言アドバイス
牛乳はカルシウムの代表格。さらにきなこでカルシウムアップ。

材料（1人分×6回）

牛乳……2カップ
A｜水……1カップ
　｜砂糖……60g
　｜粉かんてん……4g
きなこ・黒みつ……各小さじ1×6回

作り方

1 なべにAを入れて火にかけ、煮立ったら火を弱めて1～2分加熱する。
2 牛乳を少量ずつ加えて混ぜ合わせ、保存容器に流し入れる。あら熱がとれたら冷蔵庫で冷やしかためる。
3 6等分に切り、食べるときにきなこと黒みつをかける。

・冷蔵で3日保存できる。

サワラの幽庵焼き

ビタミンDを多く含むサワラに、ゆずの香りをからめて香ばしく焼き上げます

ビタミンD がとれる

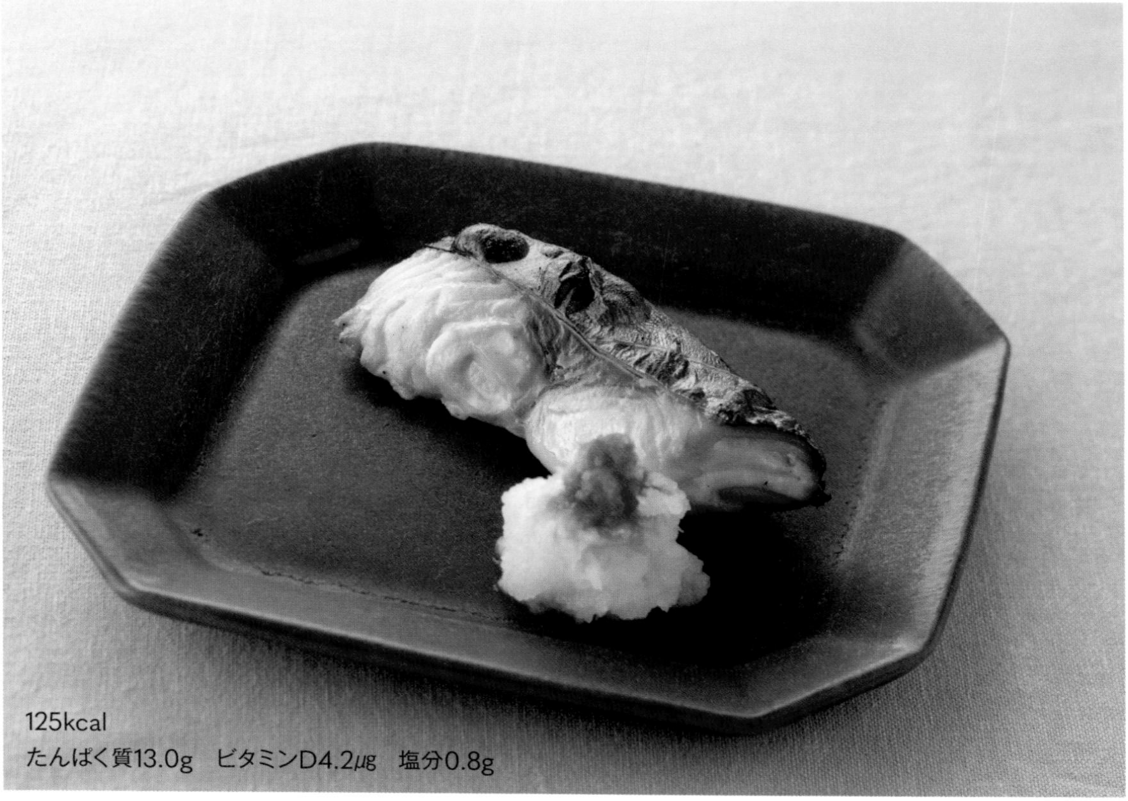

125kcal
たんぱく質13.0g　ビタミンD4.2μg　塩分0.8g

材料（1人分×2回）

- サワラ……2切れ（120g）
- 塩……少量
- 酒……小さじ2
- A しょうゆ・みりん……各大さじ $1/2$
- A ゆず（輪切り）……4枚
- おろし大根……大さじ2
- B しょうゆ・ゆず果汁……各小さじ $1/2$

作り方

1. サワラは塩をふって5分ほどおき、酒をからめる。Aを混ぜ合わせ、サワラを入れて30分~1時間ほど漬ける。
2. 魚焼きグリルで7～8分、焦げないように焼く。
3. 器に盛り、おろし大根を添え、Bを合わせてかける。

一言アドバイス

≫サワラは一晩漬けておいてもよいでしょう。
≫サワラのほか、サケ、ブリ、タイなどでもおいしく作れます。
≫消化を助けるおろし大根を多めにしても。

サケ缶とマッシュルームのリエット風

水煮缶詰めのサケのうま味とチーズのこくで、少量でも大満足

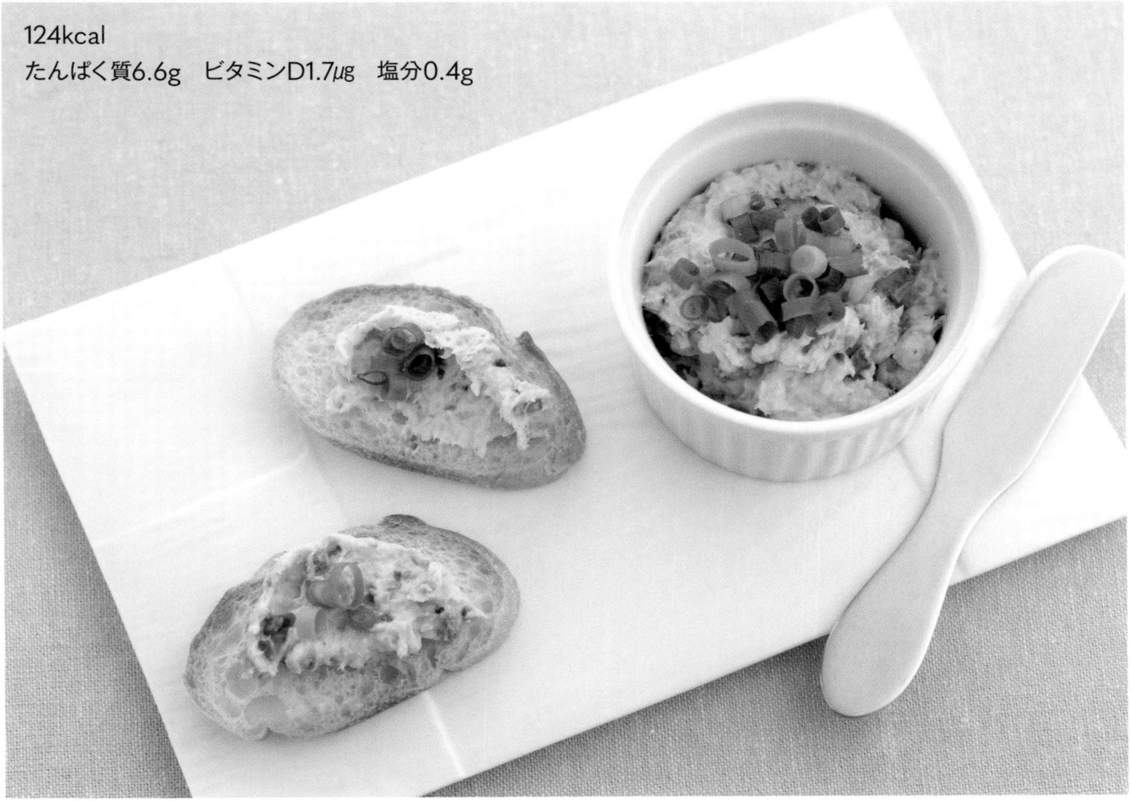
124kcal
たんぱく質6.6g　ビタミンD1.7μg　塩分0.4g

材料（1人分×4回）

- サケ水煮缶詰め……小1缶（90g）
- クリームチーズ……54g
- マッシュルーム……4個
- オリーブ油……大さじ1/2
- A｜にんにく（すりおろす）・こしょう……各少量
- 小ねぎ（小口切り）……少量
- フランスパン（薄切り）……2枚×4回（40g）

作り方

1 マッシュルームはみじん切りにし、オリーブ油を熱したフライパンに入れてよくいためる。

2 ボールに缶汁をきったサケを入れてほぐし、1、常温にもどしたクリームチーズを加えて混ぜ合わせ、Aを加え混ぜる。

3 器に盛って小ねぎをのせる。フランスパンに塗って食べる。

・冷蔵で3日保存できる。

一言アドバイス

≫リエットは、本来は豚肉で作りますが、ここではサケ缶を使ってビタミンDがとれる一品に仕上げます。
≫マッシュルームはいためず、電子レンジで加熱してもOK。耐熱容器にオリーブ油といっしょに入れて混ぜ、ラップをかけて1分30秒～2分加熱します。

亜鉛がとれる

カキの豆乳チゲ

亜鉛の宝庫のカキと大豆の組み合わせ。ほんのり辛い味で食欲も増します

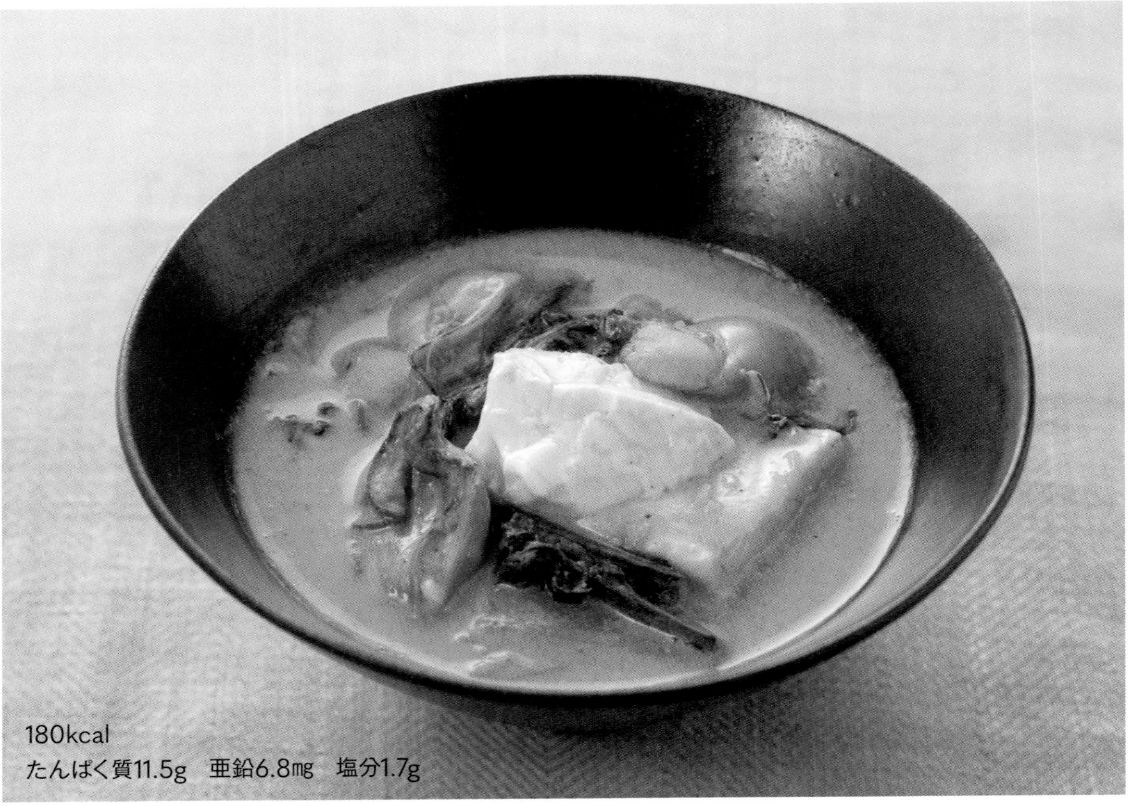

180kcal
たんぱく質11.5g　亜鉛6.8mg　塩分1.7g

材料（1人分×2回）

カキ	6個（90g）
絹ごし豆腐	150g
ねぎ	40g
白菜	80g
春菊の葉	30g
A　しょうが（みじん切り）	小さじ1
にんにく（みじん切り）	少量
ごま油	大さじ 1/2
だし	3/4 カップ
酒	大さじ1
B　コチュジャン・みそ	各大さじ 1/2
豆乳（成分無調整）	3/4 カップ

作り方

1 豆腐は一口大に切る。ねぎは斜め薄切りに、白菜は短冊切りにし、春菊はざくざくと切る。

2 カキは塩小さじ1をふってやさしくもみ洗いし、水洗いしてざるにあげ、水けをきる。

3 なべにAを入れて火にかけ、香りが立ったらカキ、ねぎ、白菜を入れてさっといため、だし、酒を加えてふたをし、白菜がやわらかくなるまで煮る。

4 Bを加えてとかし、豆腐、春菊を入れてさっと煮て、豆乳を加えて温める。

一言アドバイス

春菊は軸は少し筋っぽくて消化が心配なので、やわらかな葉を摘んで使います。

カニときゅうりの酢の物

カニ缶で亜鉛がとれる酢の物。食欲がないときにもおすすめ

材料（1人分×2回）

- カニ（水煮缶詰め、またはほぐし身）……30g
- A きゅうり……½本（50g）
- A 塩……ミニスプーン½
- A 酢・うす口しょうゆ……各小さじ1
- A 砂糖……小さじ¼

作り方

1 きゅうりは薄い輪切りにし、塩をふって2～3分おき、さっと水洗いして水けを絞る。

2 器にきゅうり、カニを合わせて盛り、Aを混ぜ合わせてかける。

一言アドバイス

カニのかわりに、ホタテ水煮缶詰めやシラス干しでもおいしく亜鉛を補給できます。

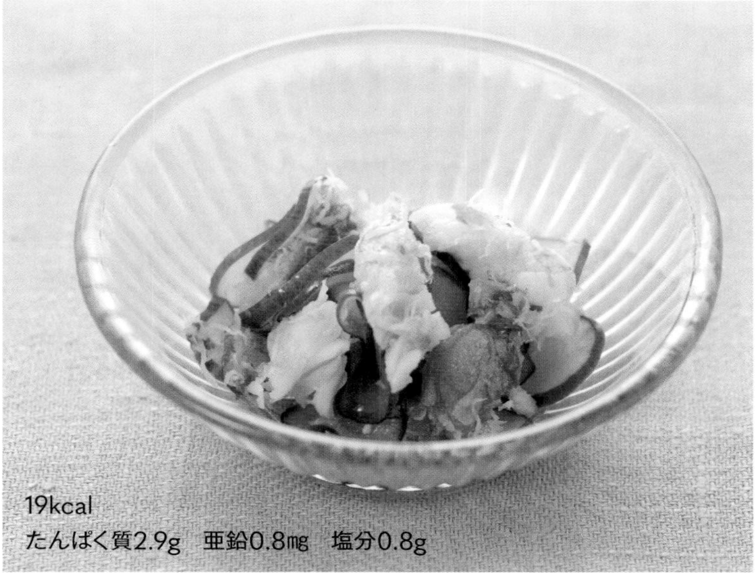

19kcal
たんぱく質2.9g　亜鉛0.8㎎　塩分0.8g

ホタテ貝柱のうすくず煮

ほんのり酢のきいた、やさしい味わいです。とろみをつけて食べやすく

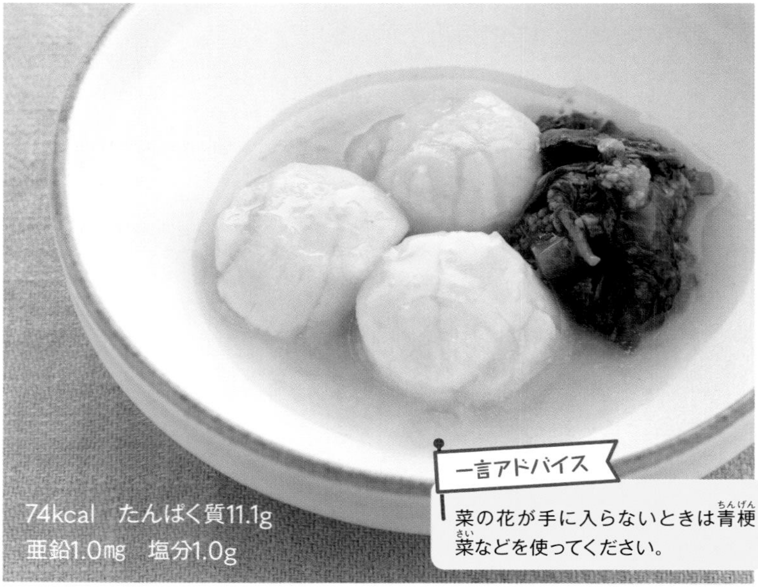

74kcal　たんぱく質11.1g
亜鉛1.0㎎　塩分1.0g

一言アドバイス

菜の花が手に入らないときは青梗《ちんげん》菜《さい》などを使ってください。

材料（1人分×2回）

- ホタテ貝柱……6個（120g）
- かたくり粉……小さじ1
- 菜の花……30g
- A だし……½カップ
- A うす口しょうゆ・みりん・酢……各小さじ1
- A 塩……ミニスプーン½

作り方

1 ホタテはかたくり粉をまぶす。菜の花はかたい部分を切り落とし、ゆでて2㎝長さに切る。

2 なべにAを入れて火にかけ、煮立ったらホタテを入れてさっと煮て、菜の花を加えて温める。

ミニイクラ丼

イクラと刻みのりをごはんにのせた簡単メニューです

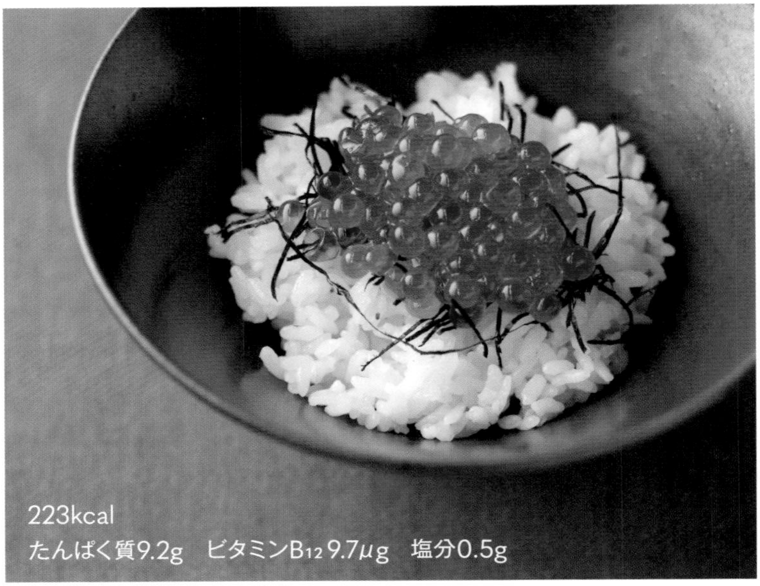

223kcal
たんぱく質9.2g　ビタミンB_{12}9.7μg　塩分0.5g

材料（1人分）

やわらかく炊いたごはん……100g
イクラ（しょうゆ漬け）……大さじ1（20g）
刻みのり……少量

作り方

1 器にごはんを盛り、刻みのりを散らしてイクラをのせる。

一言アドバイス

≫ごはんが進む味わいですが、一口ずつ、しっかりよく噛《か》んで食べてください。
≫イクラに加え、焼きのりにもビタミンB_{12}が含まれます。消化がよくないので少量に。

サケと長芋の焼き漬け

ビタミンB_{12}源のサケと、消化のよい長芋を焼いて、だしじょうゆに漬けます

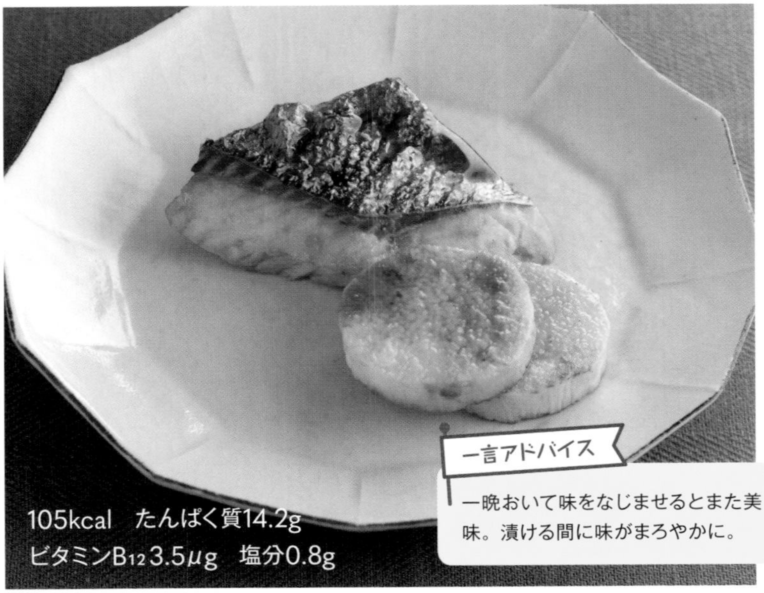

105kcal　たんぱく質14.2g
ビタミンB_{12}3.5μg　塩分0.8g

一言アドバイス

一晩おいて味をなじませるとまた美味。漬ける間に味がまろやかに。

材料（1人分×4回）

生ザケ……大2切れ（240 g）
塩……ミニスプーン1
長芋……8cm（100g）
A しょうゆ・酒……各大さじ1
A みりん……大さじ1/2
A こんぶ（3cm× 3cm）……1枚

作り方

1 サケは1切れを2等分に切って塩をふり、5分おいて汁けをふきとる。長芋は1cm幅の輪切りにする。
2 魚焼きグリルにサケと長芋を並べ入れ、こんがりと焼く。
3 小なべにAを煮立てる。
4 保存容器に**2**を入れ、**3**をかけて10 ~20分おく。

・冷蔵で4日保存できる。

サンマごはん

サンマを香ばしく焼いてから炊き込みます。しょうがの風味がきいています

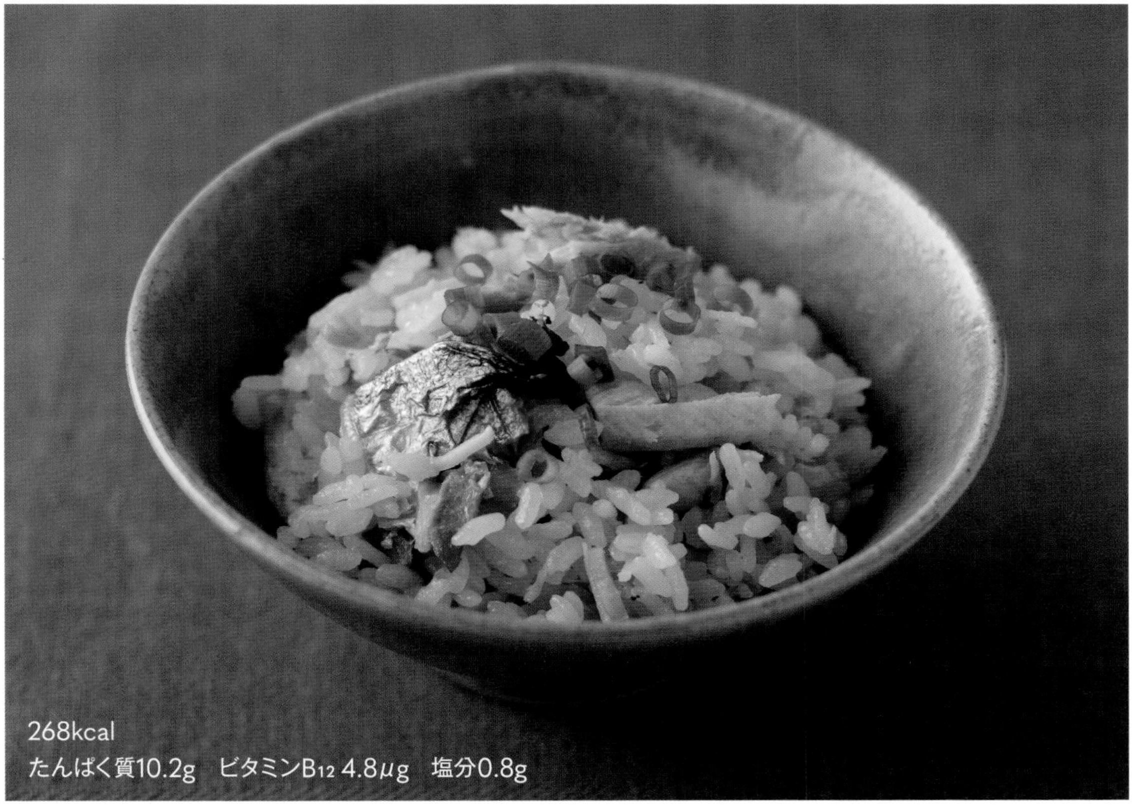

268kcal
たんぱく質10.2g　ビタミンB_{12} 4.8μg　塩分0.8g

材料（1人分×6回）

	サンマ	2尾（210g）
	塩	小さじ 1/4
しょうが（せん切り）		20g
米		2合（300g）
だし		約2カップ
A	うす口しょうゆ	大さじ1
	酒	大さじ2
	みりん	大さじ 1/2
小ねぎ（小口切り）		少量

作り方

1 サンマは頭、内臓を除いて塩をふり、10分おく。魚焼きグリルでこんがりと焼き、骨を除く。

2 米は洗って水に30分浸し、ざるにあげて水けをきる。

3 炊飯器に**2**、Aを入れ、だしを炊飯釜の2合の目盛りまで加え、サンマ、しょうがをのせて普通に炊く。

4 サンマを大きめにほぐしてごはんと混ぜ合わせ、器に盛って小ねぎを散らす。

・冷凍で2週間保存できる。

一言アドバイス

≫サンマにはビタミンB_{12}と良質な油も含まれています。
≫たんぱく質と炭水化物がいっしょにとれるので、量を食べられないときなどにもおすすめです。

column❸

胃切除後の生活アドバイス

職場復帰したら…

病気を克服して職場に復帰する場合も、胃切除後の後遺症を起こさない食生活を心がけましょう。

1 まわりの人に告げる

食事のリハビリを続けるうえで、たびたび間食をとること、食事に時間がかかること、食後に横になって休むことがダンピング症候群の予防になること、など、まわりの理解を得ることはとても重要です。また、体調不良に備え、休憩場所を確保したり、仕事のサポートを得たりする必要も。心配ごとは具体的に相談しておきましょう。

2 間食を用意する

職場で手軽にとれるクッキータイプの栄養補助食品、小袋に入ったビスケットやパウンドケーキ、一口サイズのチョコレートなどを用意。個包装のものは持ち運びに便利です。

できれば、さまざまな栄養素がとれることが理想なので、48ページでご紹介した経腸栄養剤を間食にとるのがおすすめです。近ごろは120mL、140mLなどの小容量の保冷できる水筒が市販されているので、飲みきれる量を入れて持ち運ぶと荷物になりません。スリムボトルよりも口径が広いタイプの水筒のほうが洗いやすく、便利です。

3 運動習慣を忘れずに

摂取した栄養素が消化されて身につくには、運動が不可欠です。通勤時にひと駅手前で降りて歩く、就寝前にストレッチをするなど、くふうして体を動かす習慣を続けてください。

4 外食、会食、飲み会の場合は…

「食べ方リハビリ」で身につけた自分なりの食べ方や食べるスピードをつねに意識します。雰囲気につられ、飲食のペースが乱れないようにしましょう。

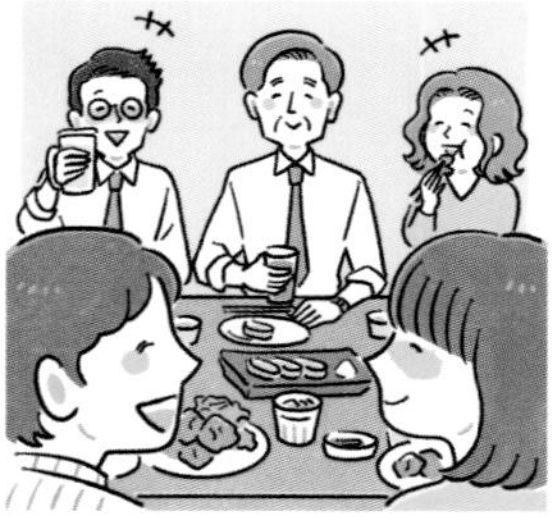

●**和風料理**…蒸し物や煮物など、低脂肪で消化がよい料理が多くあります。天ぷらなどの揚げ物は量に注意を。

●**洋風料理**…少量でエネルギーが確保できます。動物性脂肪（牛脂やバター）を多く含む料理もあるので、体調に合わせて量の調整を意識します。

●**中国風料理**…野菜が多く、大皿からとり分けできて◎。調理の下処理で油が多く使われることも。スープや蒸し物などを組み合わせ、食べすぎに注意。

●**お酒**…空腹時は避け、たんぱく質を含む食事といっしょに、少量をゆっくり飲むようにします。

第5章

便利な常備菜

無理なく栄養をとるには、1日3食を複数回に分けたり、間食で少しずつ栄養を補給したりすることがポイント。料理をいちから作るのはたいへんですが、冷蔵や冷凍で保存できる常備菜があると、安心感もひとしおです。

手作りサラダチキン

たんぱく質が豊富で低脂肪の鶏胸肉を使って

材料（作りやすい分量：10回分）

鶏胸肉（皮つき）……2枚（600g）

A
- 塩……小さじ1強（6g）
- こしょう……少量
- 砂糖……小さじ2

作り方

1 鶏肉は密閉できる保存袋に入れてAをもみ込み、冷蔵庫に3時間〜一晩おく。

2 なべに1を保存袋ごと入れ、水をひたひたに注ぎ入れて落としぶたをし、煮立ったら弱火にして5分加熱し、火を消す。そのままさめるまでおく。

・冷蔵で4日、冷凍で3週間保存できる。

一言アドバイス

≫鶏肉の重量に対して塩は1%です。
≫サラダ、あえ物、いため物、サンドイッチ、スープ、ピラフなど、さまざまな料理に使えます。

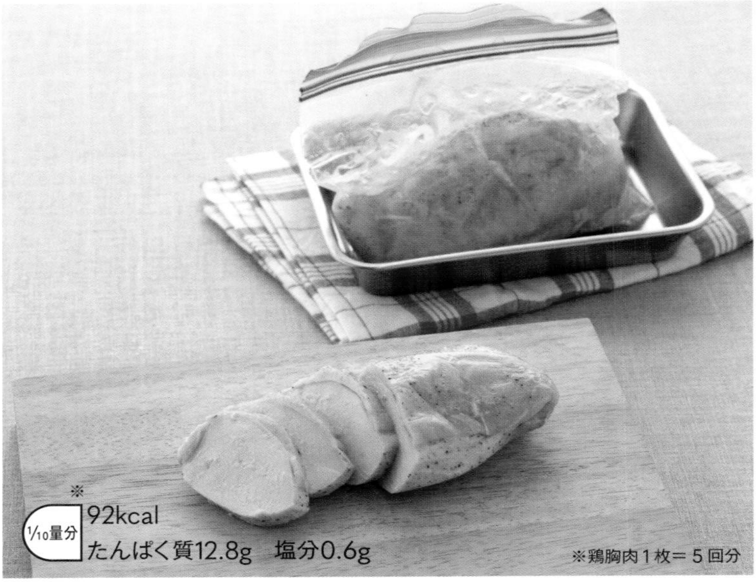

1/10量分※ 92kcal
たんぱく質12.8g　塩分0.6g

※鶏胸肉1枚＝5回分

鶏みそそぼろ

みそとしょうがの風味がきいたそぼろです。手軽にたんぱく質を補給できます

一言アドバイス

ごはんにのせたり、オムレツやいため物の具にしたり、かぼちゃやかぶといっしょに煮たりと、幅広く使えます。

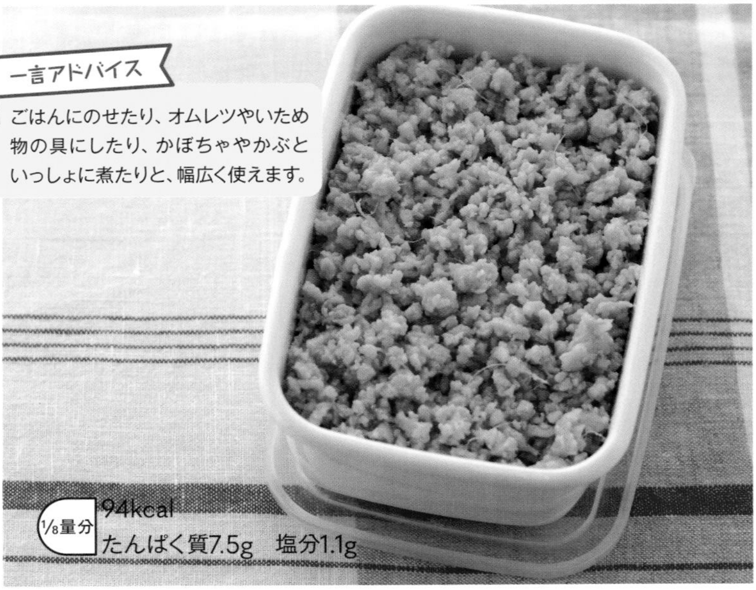

1/8量分 94kcal
たんぱく質7.5g　塩分1.1g

材料（作りやすい分量：8回分）

鶏ひき肉……300g
しょうが（すりおろす）……大さじ1
酒・みそ……各大さじ3
砂糖……大さじ1
しょうゆ……大さじ1/2
水……1/4カップ

作り方

1 なべにすべての材料を入れて混ぜ合わせ、火にかけて菜箸《さいばし》などでかき混ぜながら、ひき肉がポロポロになるまでしっかり火を通す。

2 そのままさめるまでおく。

・冷蔵で4〜5日、小分けにして冷凍で3週間保存できる。

塩麹焼き豚

塩麹につけてから焼くことで、しっとりやわらかに仕上がります

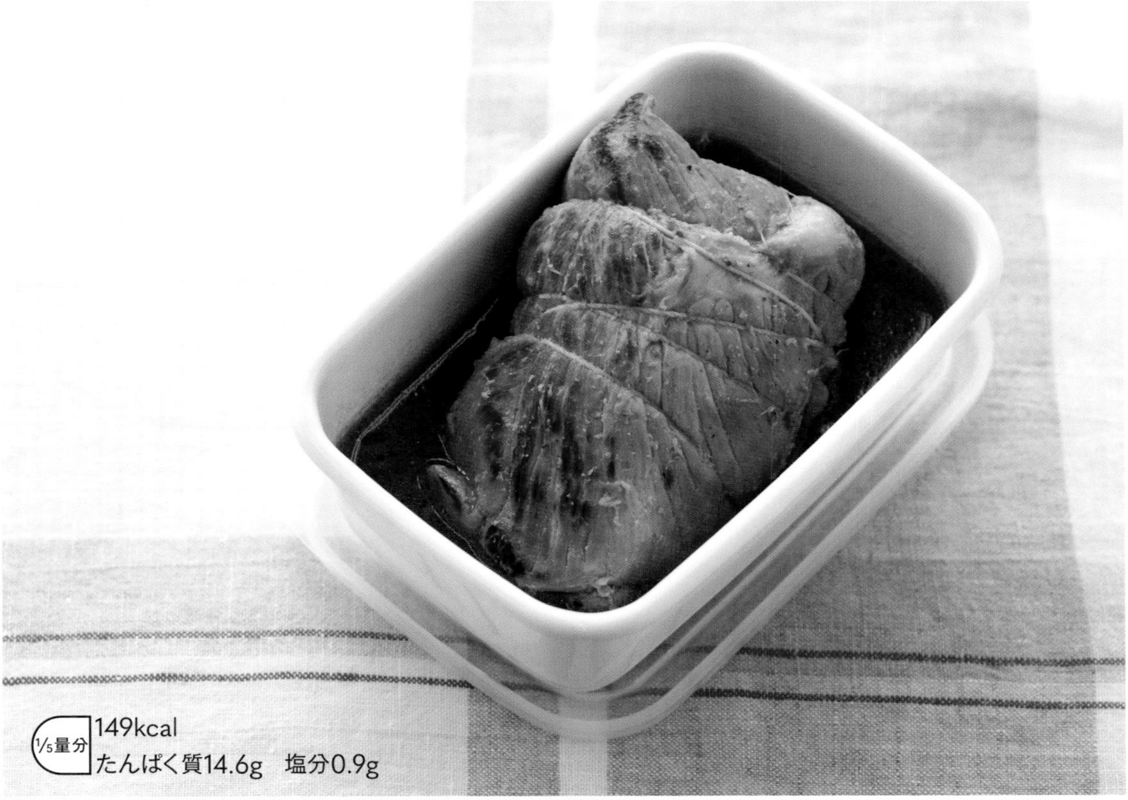

1/5量分 149kcal
たんぱく質14.6g　塩分0.9g

材料（作りやすい分量：5回分）

豚ももかたまり肉……350g
A 塩麹……大さじ3
　砂糖……小さじ1
　しょうが（すりおろす）……小さじ1
　にんにく（すりおろす）……少量
ごま油……大さじ1/2
酒……大さじ2
水……1カップ

作り方

1 豚肉はたこ糸で縛り、ポリ袋に入れてAをもみ込み、空気を抜いて冷蔵庫に一晩おく。

2 なべにごま油を熱し、豚肉を汁けをふいて入れて表面をこんがりと焼く。酒、水を加えて煮立て、弱火にしてふたをして20～30分蒸し煮にする。そのままさめるまでおく。

・冷蔵で4～5日、冷凍で3週間保存できる。

一言アドバイス

そのまま食べるほか、チャーハンやスープ、あえ物などに使ってもおいしいです。

牛肉のしょうがさんしょう煮

甘辛く煮た牛肉に、ぴりっとした風味をきかせて。ごはんが進みます

材料（作りやすい分量：８回分）

牛切り落とし肉……300g
しょうが（あらみじん切り）……20g
実ざんしょう……大さじ1
はちみつ……大さじ1/2
A しょうゆ・酒・みりん……各大さじ2
　砂糖……大さじ1

作り方

1 牛肉は一口大に切り、80℃ほどの湯に入れて手早くほぐし、ざるにあげる。

2 なべにAを入れて煮立て、中火弱にして半分ほどになるまで煮つめる。

3 **2**に牛肉、しょうが、さんしょうを加え、汁けがなくなるまで煮て、はちみつを加えて混ぜ合わせる。そのままさめるまでおく。

・冷蔵で4～5日保存できる。

一言アドバイス

≫牛肉には良質なたんぱく質や鉄、亜鉛が含まれています。
≫80℃の湯に通す（霜降りにする）ことで余分な油を落とします。
≫ごはんにのせたり、うどんの具にすれば、たんぱく質も補えます。

1/8量分　181kcal
たんぱく質5.6g　塩分0.7g

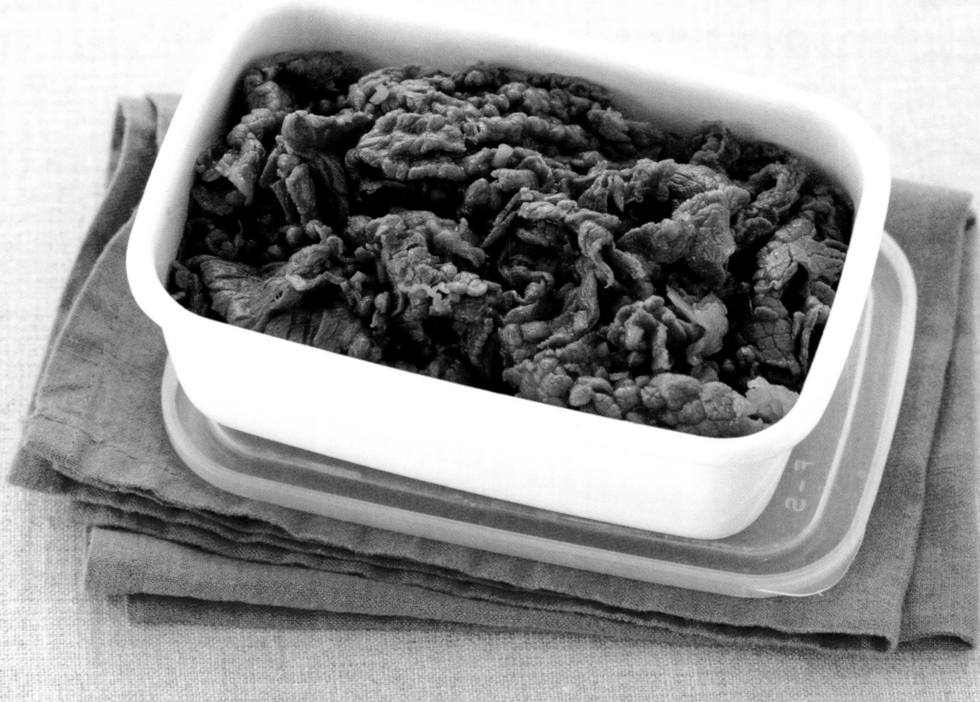

鶏レバーと鶏ハツの甘辛煮

レバーとハツをしょうゆで煮た定番の常備菜です。よく噛《か》める一品

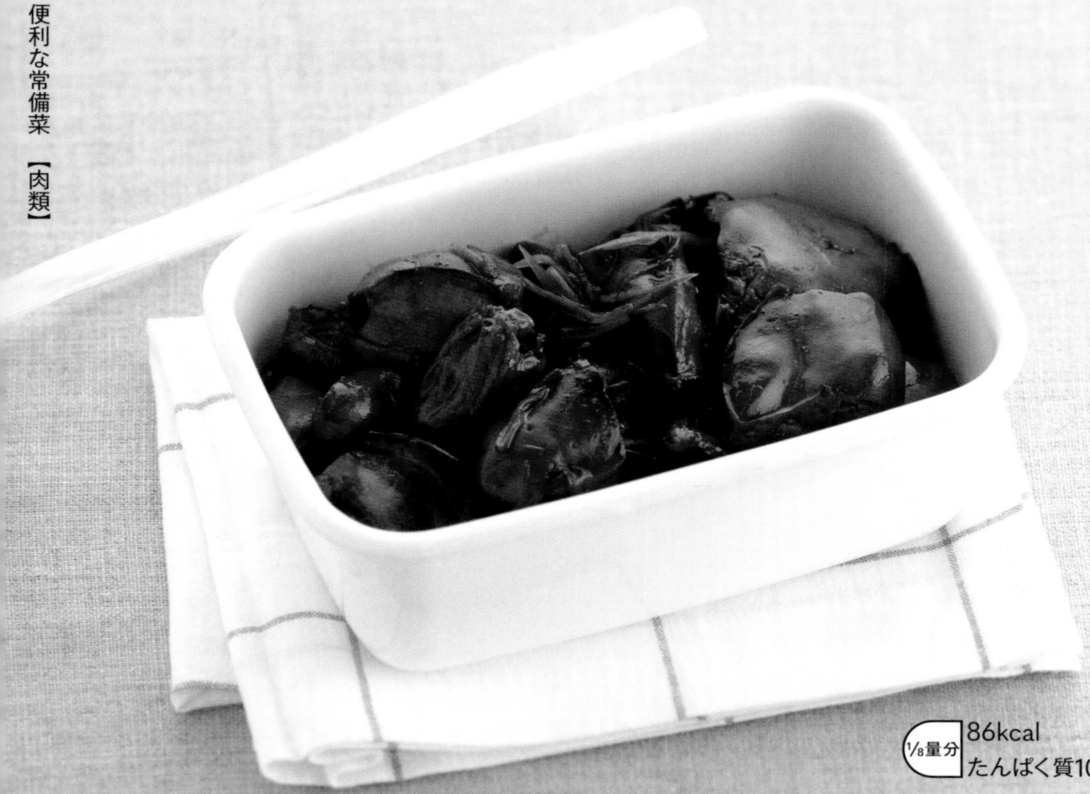

1/8量分 86kcal
たんぱく質10.0g　塩分1.1g

材料（作りやすい分量：8回分）

鶏レバー・鶏ハツ		合わせて400g
しょうが（せん切り）		20g
A	しょうゆ・酒	各大さじ3
	みりん・砂糖	各大さじ2

作り方

1 レバーは筋を除き、一口大に切る。ハツは脂肪を除き、縦半分に切る。ボールに入れてさっと洗い、たっぷりの水に15分ほどさらす。

2 **1**をざるにあげ、沸騰した湯に入れてひと混ぜし、ざるにあげる。よごれを水で洗い流し、水けをきる。

3 なべにAを入れて煮立て、**2**、しょうがを加えて8～10分煮る。そのままさめるまでおく。

・冷蔵で4～5日保存できる。

一言アドバイス

≫レバーとハツは、作り方2のようにていねいに下ごしらえすることで、気になるにおいなどをとり除くことができます。

≫鉄を補給するためにも多めに作って常備しておき、箸《はし》休めに間食に、積極的に食べるようにしましょう。

白身魚の南蛮漬け風

かたくり粉をまぶしてソテーした白身魚を甘酢漬けに。野菜もたっぷり食べられます

魚介類

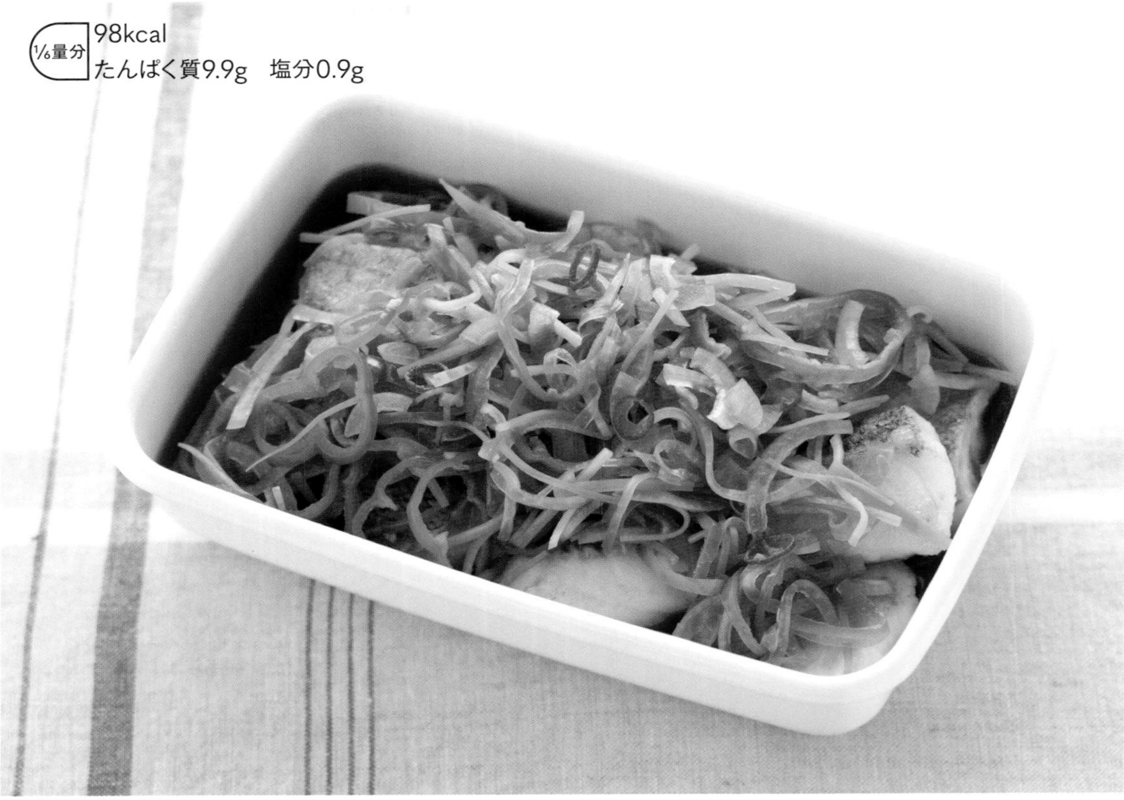

1/6量分 98kcal
たんぱく質9.9g　塩分0.9g

材料（作りやすい分量：６回分）

生ダラ※ ……4切れ（320g）
塩 ……小さじ 1/3
酒 ……大さじ1
かたくり粉 ……大さじ1
サラダ油 ……大さじ2
A
- 玉ねぎ（薄切り）……1/4個（50g）
- にんじん（せん切り）……20g
- ピーマン（輪切り）……1個（30g）
- しょうが（せん切り）……10g

B
- だし ……大さじ4
- しょうゆ・酢 ……各大さじ1 1/2
- 砂糖 ……大さじ 1/2
- 赤とうがらし（輪切り）……少量

※サケやアジでもよい。

一言アドバイス

≫さっぱりとした甘酢味で、食欲が湧《わ》かないときにもおすすめです。
≫3種類の野菜をとり合わせた、しっかり噛《か》めるおかずです。

作り方

1 タラは一口大に切る。塩をふって10分ほどおき、酒をからめる。
2 なべにBを入れて煮立て、Aを入れてひと煮立ちさせる。
3 フライパンにサラダ油を熱し、かたくり粉を薄くまぶしたタラを入れて両面を焼き、保存容器に入れる。**2**をかけ、味をなじませる。

・冷蔵で３～4日保存できる。

ブリの梅酢照り焼き

梅干し入りのたれを煮からめてまろやかな酸味に。ごはんによく合います

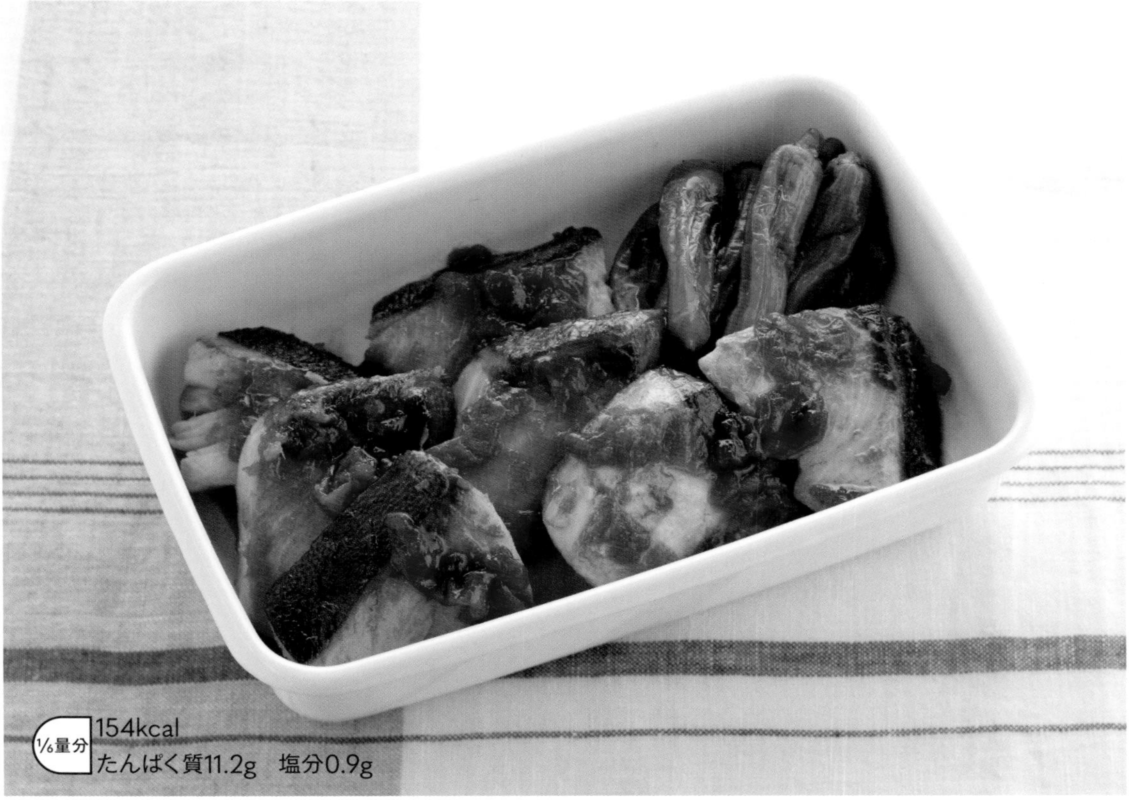

1/6量分 154kcal
たんぱく質11.2g　塩分0.9g

材料（作りやすい分量：6回分）

	ブリ	3切れ（300g）
	塩	小さじ1/3
	酒	大さじ1
ししとうがらし		12本
サラダ油		大さじ1/2
A	しょうゆ・みりん	各大さじ1
	梅干し（ちぎる）	2個（20g）
	しょうが（すりおろす）	小さじ1

作り方

1 ブリは3等分に切り、塩をふって5分ほどおき、酒をからめる。

2 フライパンにサラダ油を熱し、ブリを入れて両面を焼く。ブリを片側に寄せ、あいている所でししとうがらしをさっといためてとり出す。

3 フライパンの余分な油をふいてAを加え、ブリにからめながら、煮汁がとろりとなるまで煮つめる。保存容器に煮汁ごとブリを入れ、ししとうがらしを添える。

・冷蔵で3～4日保存できる。

一言アドバイス

≫意識して食べたい、ブリなどの青魚。味が落ちてしまいがちですが、梅干しとしょうがの香味で、作りおきに向くおかずになります。
≫皮をこんがりと焼くことで余分な油が落ち、すっきりとした味わいに仕上がります。

サバのトマト煮

サバをトマトで煮込んだ洋風仕立ての作りおきです

材料（作りやすい分量：6回分）

| サバ（三枚おろし）……350g
| 塩……小さじ1/3
オリーブ油……大さじ1
にんにく（みじん切り）……1/2かけ
玉ねぎ（みじん切り）……1/4個（50g）
A | カットトマト缶……1/2缶（200g）
| 黒オリーブ（輪切り）……25g
| タイム（またはロリエ）……あれば適量
塩……小さじ2/3
こしょう……少量

作り方

1 サバは一口大に切り、塩をふって10分ほどおき、汁けをふく。

2 フライパンにオリーブ油の半量を熱し、皮目を下にしてサバを入れ、焼き色がついたら裏返して1～2分焼き、とり出す。

3 フライパンの余分な油をふき、残りのオリーブ油、にんにくを入れて火にかけ、香りが立ったら玉ねぎを入れて透明になるまでいためる。Aを加え、サバを戻し入れて5～6分煮て、塩、こしょうで味をととのえる。

・冷蔵で3～4日保存できる。

一言アドバイス

≫サバの良質な油とトマトのビタミンがいっしょにとれます。
≫サバをほぐして、パスタソースにしてもおいしい。

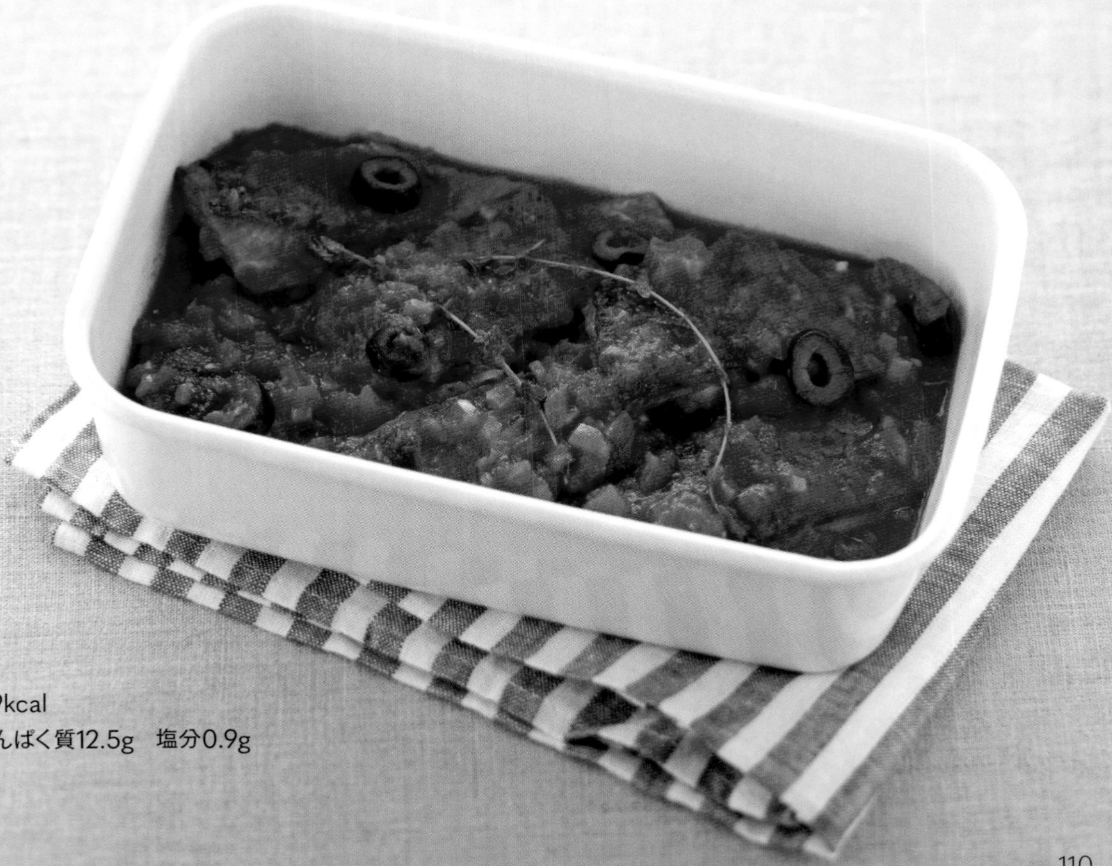

1/6量分 179kcal
たんぱく質12.5g　塩分0.9g

カツオの角煮

こっくりと甘辛く、カツオのうま味を堪能する一品。鉄も補給できます

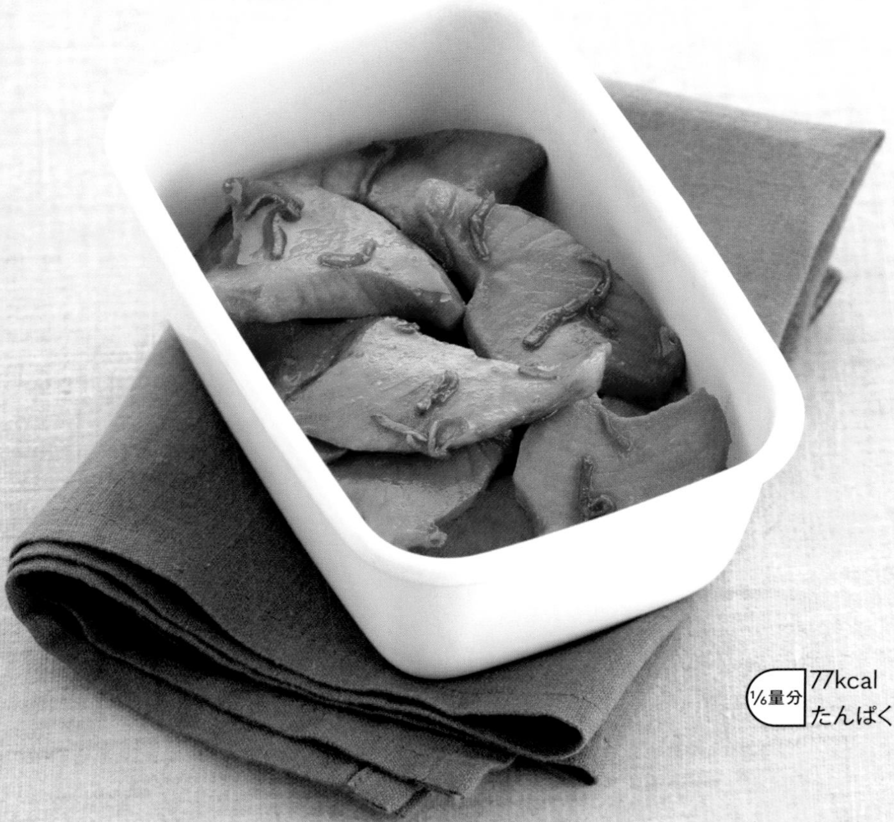

1/6量分 77kcal
たんぱく質8.7g　塩分0.8g

材料（作りやすい分量：6回分）

	カツオ	200g
	塩	小さじ1/4
しょうが（せん切り）		10g
A	酒	大さじ2
	しょうゆ	大さじ1 1/2
	みりん・砂糖	各大さじ1

作り方

1 カツオは一口大に切り、塩をふって10分ほどおき、湯通ししてざるにあげる。

2 なべにしょうが、Aを入れて煮立て、カツオを加え、再び煮立ったら中火弱にして5〜6分煮る。カツオをいったんとり出す。

3 煮汁をとろりとなるまで煮つめ、カツオを戻し入れてからめる。保存容器に煮汁ごと入れ、さましながら味をなじませる。

・冷蔵で4日保存できる。

一言アドバイス

おにぎりやちらしずしの具にもぴったり。カツオのほか、マグロ、ブリ、メカジキなども合います。

やさしい五目豆煮

こんにゃくのかわりに車麩《ぶ》を使って、消化をよくしました

材料（作りやすい分量：8回分）

- 鶏胸肉（皮つき・1㎝角に切る）……1/4枚（80g）
- A
  - 大豆水煮缶詰め……1缶（100g）
  - にんじん（1㎝角に切る）……60g
  - 大根（1㎝角に切る）……80g
  - 車麩（水でもどし、小さくちぎる）……2枚（乾20g）
- B
  - だし……1カップ
  - 酒……大さじ2
- みりん・しょうゆ……各大さじ1
- 砂糖……小さじ1

作り方

1 なべにA、Bを入れ、ふたをして火にかけ、煮立ったら火を弱めて7～8分ほど煮る。

2 みりん、砂糖を加えて3～4分煮て、しょうゆを加えてひと煮立ちさせ、鶏肉を加える。煮立ったら火を弱め、4～5分煮る。

・冷蔵で4日保存できる。

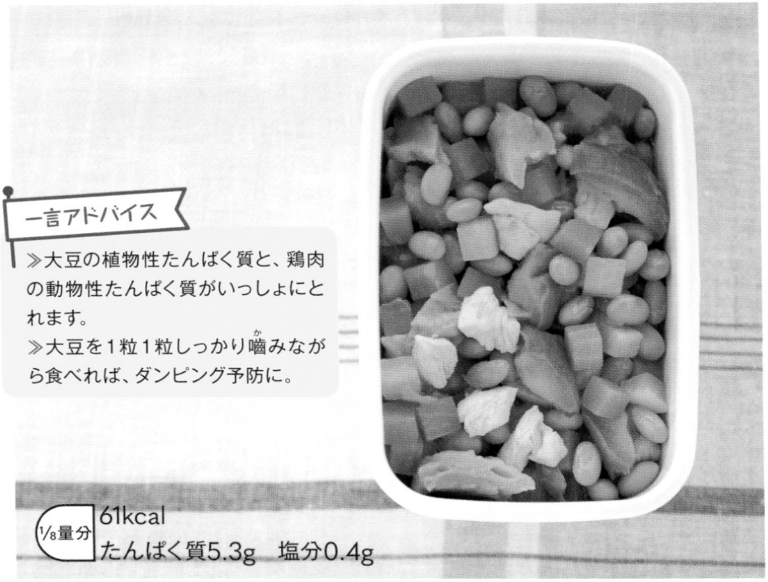

一言アドバイス

≫大豆の植物性たんぱく質と、鶏肉の動物性たんぱく質がいっしょにとれます。

≫大豆を1粒1粒しっかり噛《か》みながら食べれば、ダンピング予防に。

1/8量分 61kcal
たんぱく質5.3g　塩分0.4g

黒豆酢大豆

こりこりした食感がやみつきに。食前や間食にどうぞ

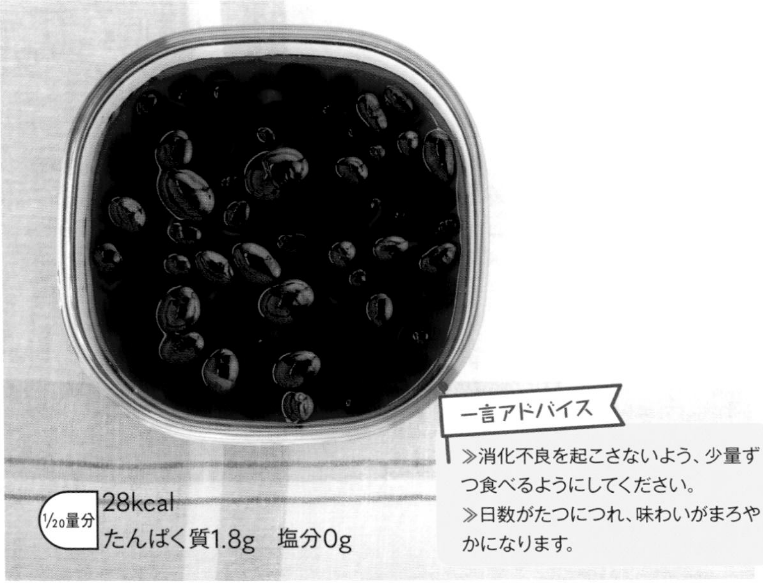

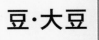

一言アドバイス

≫消化不良を起こさないよう、少量ずつ食べるようにしてください。

≫日数がたつにつれ、味わいがまろやかになります。

1/20量分 28kcal
たんぱく質1.8g　塩分0g

材料（作りやすい分量：20回分）

- 黒豆……100g
- A
  - 黒酢（またはりんご酢）……3/4カップ
  - 水……1/2カップ
- はちみつ……大さじ1

作り方

1 黒豆はさっと洗って水けをしっかりきる。フライパンに入れて火にかけ、表面がかわいたら弱火にして15～20分いる。

2 保存容器に黒豆を入れ、Aを注ぎ入れてはちみつを加え、一晩おく。

・冷蔵で2週間保存できる。豆をとり出すときは清潔なスプーンを使う。

白いんげん豆と鶏手羽中の煮込み

豆と鶏手羽と野菜をことこと煮込んでやわらかく。やさしい味わいです

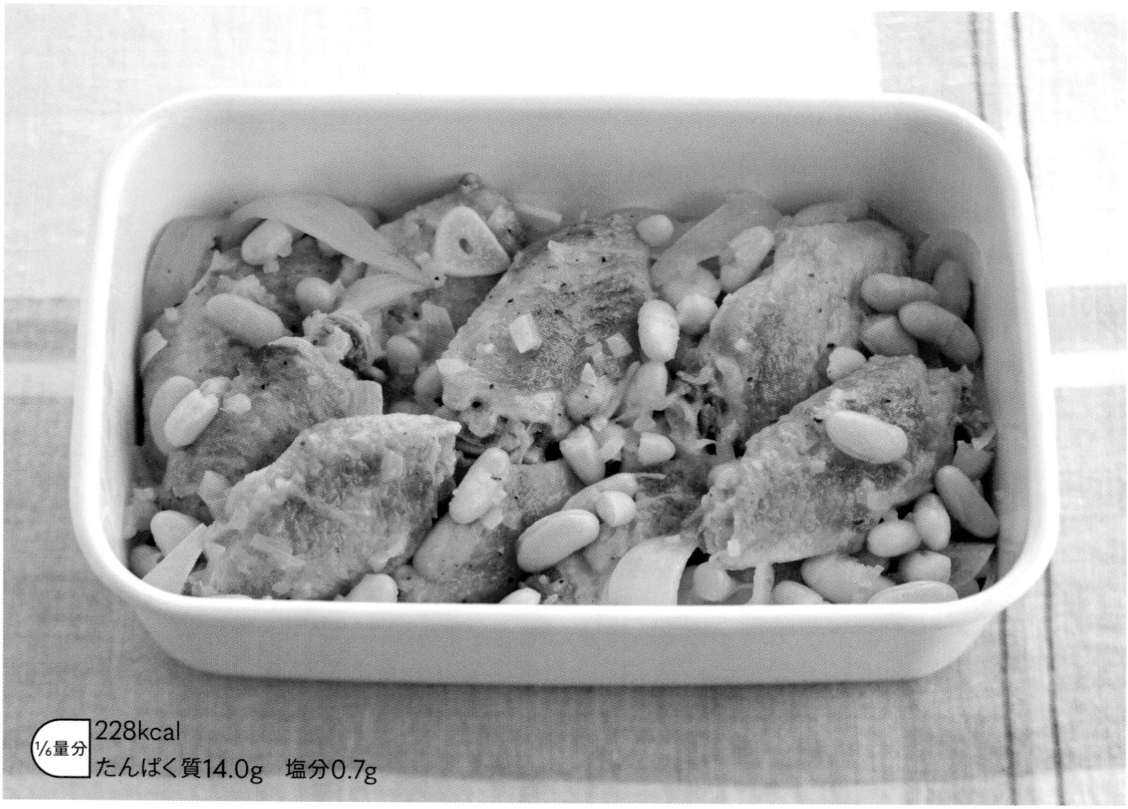

1/6量分 228kcal
たんぱく質14.0g　塩分0.7g

材料（作りやすい分量：6回分）

白いんげん豆（ゆでたもの）	200g
鶏手羽中	12本（骨つき560g）
塩	小さじ1/2
こしょう	少量
オリーブ油	大さじ1
にんにく（薄切り）	1/2かけ
玉ねぎ（くし形切り）	1/2個（100g）
セロリ（あらみじん切り）	1/2本（50g）
A 白ワイン	1カップ
A 水	1/2カップ
A ロリエ	1枚
塩	小さじ1/2
こしょう	少量

作り方

1 鶏手羽は塩をふって10分ほどおき、汁けをふいてこしょうをふる。

2 フライパンにオリーブ油の半量を熱し、**1**を入れて両面をこんがり焼き、いったんとり出す。

3 フライパンの余分な油をふいて残りのオリーブ油、にんにくを入れて火にかけ、香りが立ったら玉ねぎ、セロリをいためる。

4 **3**に鶏手羽を戻し入れ、Aを加えてふたをし、煮立ったら火を弱めて10～15分煮る。いんげん豆を加え、塩、こしょうで味をととのえて火を消し、そのままおいて味をなじませる。

・冷蔵で3～4日保存できる。

一言アドバイス

≫骨つき肉は食べるのに時間がかかるので、早食い防止につながります。
≫ゆでたマカロニを加えれば、主食兼主菜の一品に。

凍り豆腐のひき肉詰め煮

凍り豆腐に鶏肉のうま味がしっかりしみています。さめてもおいしい

材料（作りやすい分量：6回分）

- 凍り豆腐……3枚（乾51g）
- A
  - 鶏胸ひき肉……100g
  - しょうが（すりおろす）…小さじ1/2
  - しょうゆ・酒……各小さじ1
- 玉ねぎ（みじん切り）……1/8個（25g）
- B
  - だし……1カップ
  - みりん……大さじ1
  - うす口しょうゆ……大さじ1/2
  - 塩……小さじ1/4
- スナップえんどう（筋を除き、ゆでる）……12本

作り方

1. 凍り豆腐は湯でもどし、水けを絞って半分に切り、厚みの真ん中に切り込みを入れる。
2. ボールにAを入れてよく練り、玉ねぎを加えて混ぜ合わせ、6等分して**1**に詰める。
3. なべにBを入れ、煮立ったら**2**を入れ、再び煮立ったら火を弱めて落としぶたをし、10～15分煮る。スナップえんどうを加えてさっと煮る。

・冷蔵で3～4日保存できる。

一言アドバイス

凍り豆腐や鶏胸ひき肉は低脂肪で消化の負担が少ない食材。一口ずつ、しっかりよく噛《か》んで食べることもたいせつです。

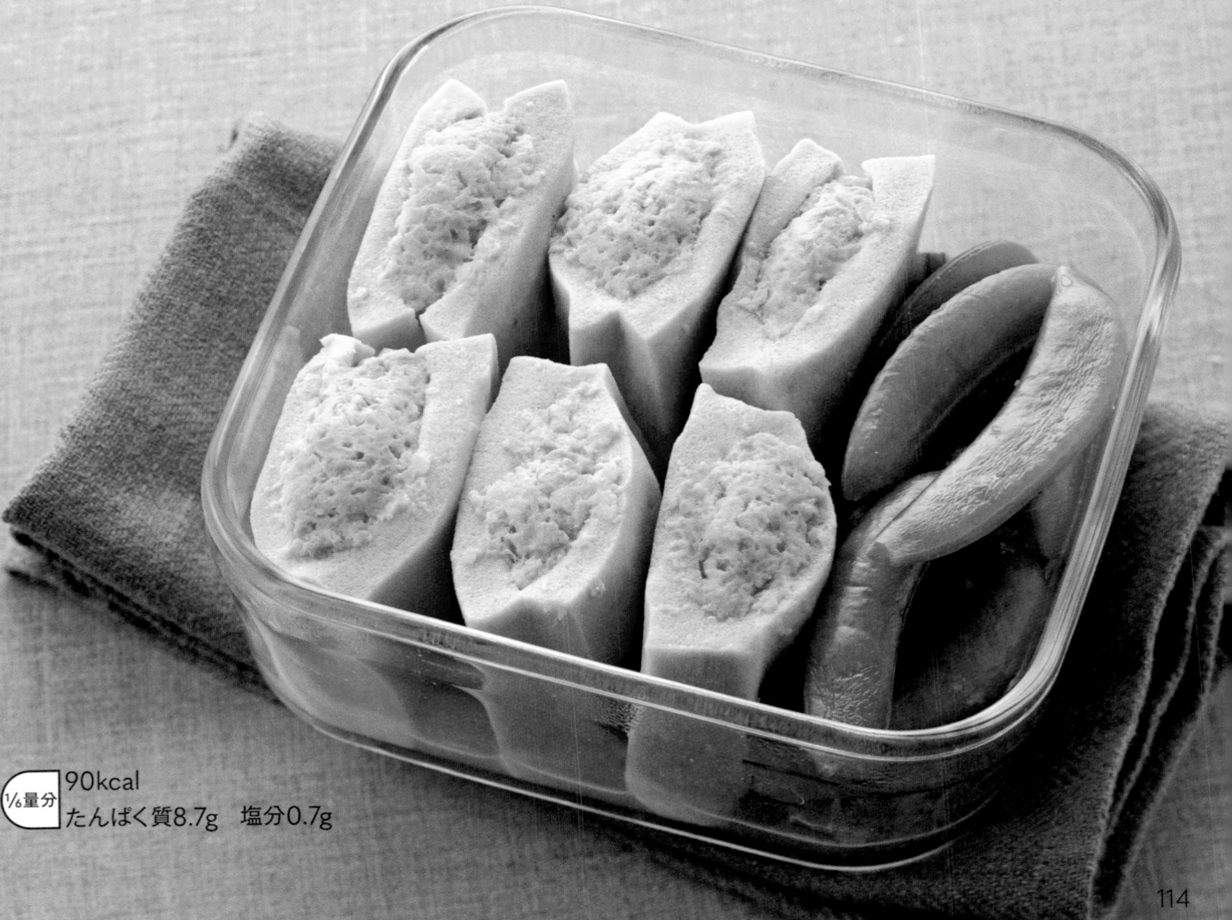

1/6量分
90kcal
たんぱく質8.7g　塩分0.7g

半熟卵の煮卵

ゆで卵をしょうゆベースの汁につけて

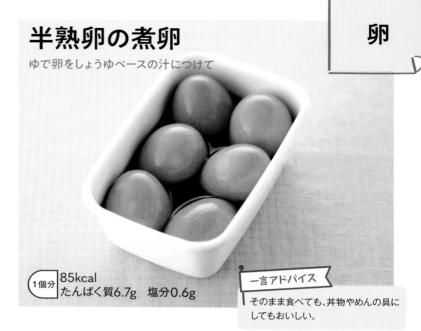

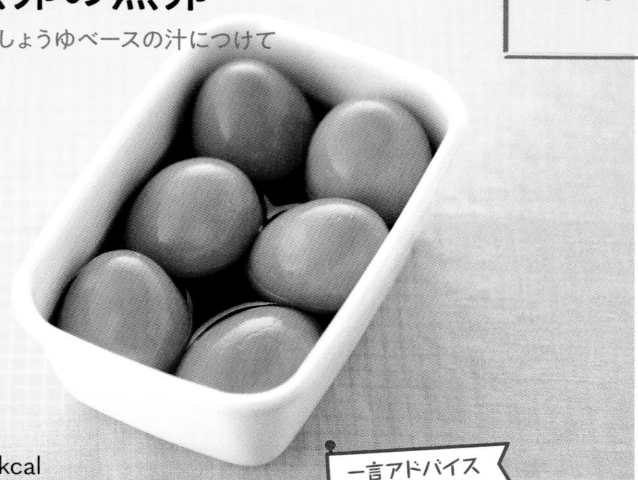

1個分 85kcal
たんぱく質6.7g　塩分0.6g

材料（6個分）

卵……6個（300g）
A しょうゆ……大さじ2
　酢……大さじ1½
　みりん・砂糖……各大さじ1

作り方

1 卵はたっぷりの沸騰した湯で7～8分ゆで、殻をむく。

2 なべにAを入れてひと煮立ちさせ、そのままさます。

3 ポリ袋に1、2を入れ、空気を抜きながら口を閉じ、冷蔵庫に一晩おく。

・冷蔵で4日保存できる。

一言アドバイス

そのまま食べても、丼物やめんの具にしてもおいしい。

ほうれん草とじゃが芋のキッシュ

食べごたえがあり、朝食や間食にもおすすめです

⅛量分 164kcal
たんぱく質6.6g　塩分0.5g

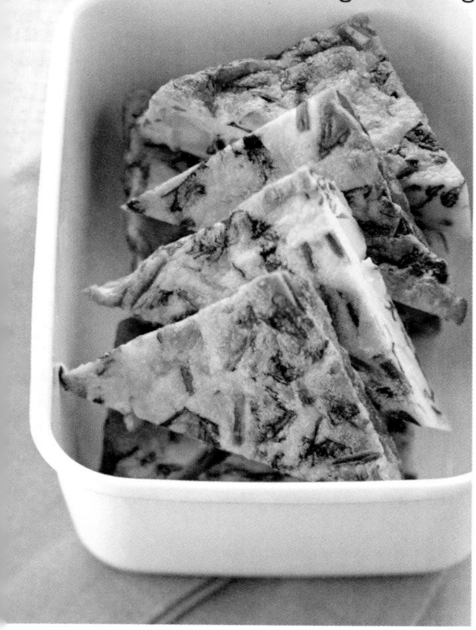

材料（作りやすい分量：8回分）

ほうれん草（1cm長さに切る）……100g
じゃが芋（1cm角に切る）
　……中1個（150g）
ロースハム（1cm角に切る）
　……3枚（60g）
オリーブ油……大さじ1
A 卵……3個
　牛乳・生クリーム……各½カップ
　塩……小さじ¼
　こしょう……少量
とろけるタイプのチーズ……50g
小麦粉……大さじ1

一言アドバイス

≫卵、生クリーム、チーズなど栄養価の高い食品がたっぷり。牛乳とチーズでカルシウムもとれます。
≫じゃが芋は耐熱容器に入れ、電子レンジで2分加熱してもOK。

作り方

1 フライパンにオリーブ油を熱し、じゃが芋を入れて火が通るまでいため、ほうれん草、ハムを加えていため合わせる。

2 ボールにAを入れて混ぜ、小麦粉をまぶしたチーズを混ぜ合わせる。

3 耐熱容器にオーブンシートを敷き、1、2を入れてさっくりと混ぜ合わせる。

4 200℃に熱したオーブンで20～25分焼き、あら熱がとれたら8等分に切る。

・冷蔵で4日保存できる。食べるときに電子レンジかオーブントースターで軽く温めるとよい。

大根とにんじんのなます

ゆずのよい香りが食欲をそそります

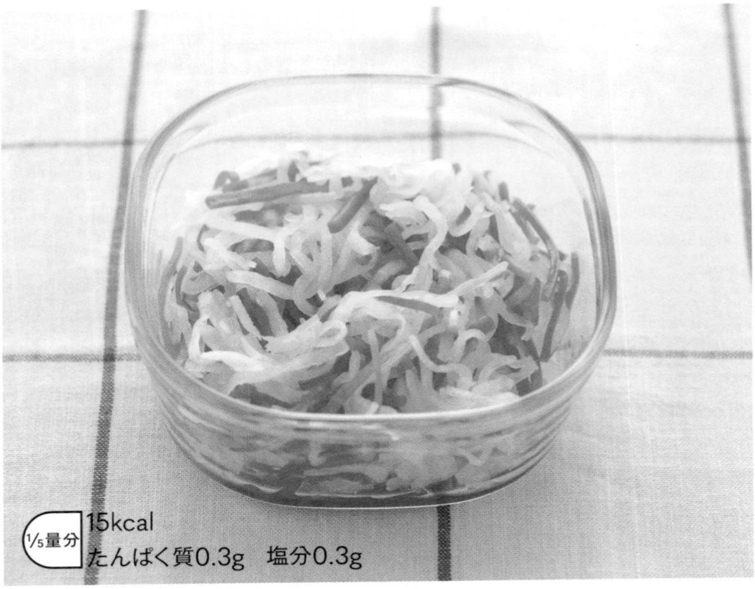

⅕量分 15kcal
たんぱく質0.3g　塩分0.3g

材料（作りやすい分量：5回分）

- 大根……200g
- にんじん……40g
- 塩……小さじ¼
- A
  - 酢……大さじ1
  - 砂糖……大さじ½
  - 塩……ミニスプーン1
  - ゆずの皮のせん切り……少量

作り方

1 大根、にんじんはせん切りにし、塩を半量ずつふって混ぜ、5分ほどおいて汁けを絞る。

2 Aを混ぜ合わせ、**1**をあえる。

・冷蔵で4日保存できる。

一言アドバイス

酢をゆずの搾り汁に、ゆずの皮のせん切りをしょうがのせん切りにかえてもよいでしょう。

大根のだし煮

だしの風味が引き立つ含め煮です。ゆずこしょうを添えても

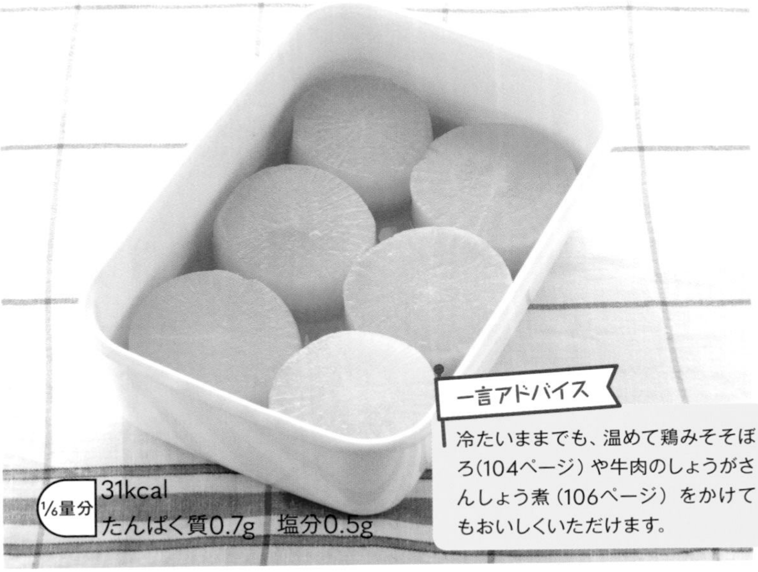

⅙量分 31kcal
たんぱく質0.7g　塩分0.5g

一言アドバイス

冷たいままでも、温めて鶏みそそぼろ（104ページ）や牛肉のしょうがさんしょう煮（106ページ）をかけてもおいしくいただけます。

材料（作りやすい分量：6回分）

- 大根（3cm厚さの輪切りにする）……6個（720g）
- A
  - だし……1½カップ
  - うす口しょうゆ……大さじ½
  - みりん……大さじ1
  - 塩……小さじ¼

作り方

1 なべに大根とたっぷりの水を入れて火にかけ、煮立ったら弱火にして20～30分ゆで、ざるにあげる。

2 なべにA、**1**を入れ、落としぶたをして火にかけ、煮立ったら弱火にして10分ほど煮る。そのままさめるまでおき、味を含ませる。

・冷蔵で4日保存できる。

とうがんと里芋のとろみ煮

里芋のとろみがおいしい煮物です。鶏肉とちくわの食感がアクセントに

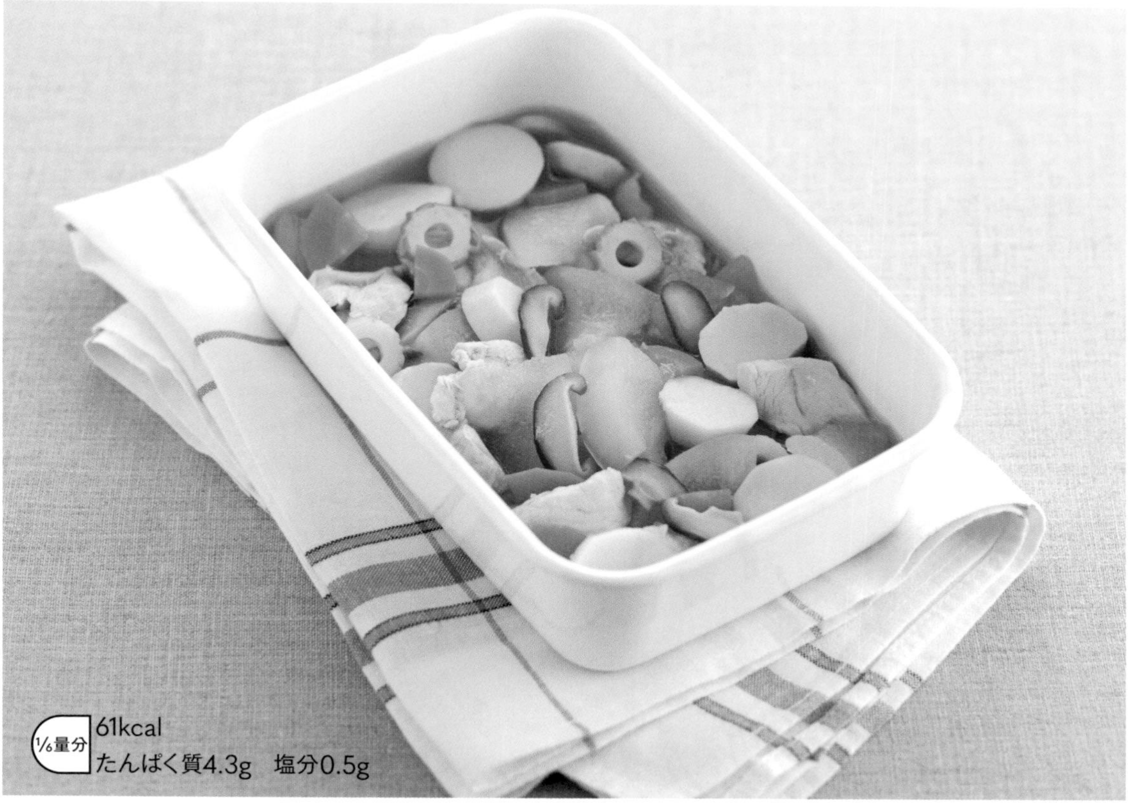

1/6量分 61kcal
たんぱく質4.3g　塩分0.5g

材料（作りやすい分量：6回分）

とうがん		150g
里芋		中4個（180g）
にんじん		1/3本（40g）
生しいたけ		2個（30g）
鶏ささ身		1本（60g）
ちくわ		2本（50g）
A	だし	1カップ
	酒	大さじ2
B	みりん	大さじ1
	砂糖	小さじ1
うす口しょうゆ		大さじ1/2

作り方

1 とうがんは8㎜厚さのいちょう切りにし、里芋は皮をむいて1㎝厚さの輪切りにして水で洗う。にんじんは3㎜厚さのいちょう切りに、しいたけは薄切りにする。

2 ささ身はそぎ切りにし、ちくわは3㎜厚さの輪切りにする。

3 なべにA、1を入れて火にかけ、煮立ったら2を入れてふたをして4～5分煮る。Bを加えてさらに4～5分煮て、しょうゆを加えてさらに4～5分煮る。そのままさめるまでおき、味を含ませる。

・冷蔵で3日保存できる。

一言アドバイス

≫1つ1つ食材をゆっくり噛《か》んで食べてください。
≫鶏肉とちくわでうま味とたんぱく質を足しています。

野菜の焼き漬け

野菜をオリーブ油でこんがりと焼き、和風だれに漬けました

材料（作りやすい分量：6回分）

かぼちゃ……1/8個（皮つき250g）
なす……2本（160g）
ズッキーニ……1/2本（75g）
グリーンアスパラガス……4本（80g）
赤パプリカ……1/2個（70g）
オリーブ油……大さじ2
A だし……3/4カップ
　うす口しょうゆ・みりん
　……各大さじ1
　塩……小さじ1/2

作り方

1 かぼちゃは電子レンジで2分加熱し、1.5㎝幅に切る。なすは縦半分に切り、皮に斜めに切り目を入れて一口大に切る。ズッキーニは輪切りにする。アスパラガスはかたい部分を切り落とし、根元の皮を除いて3等分に切る。パプリカは乱切りにする。

2 なべにAを入れて煮立てる。

3 フライパンにオリーブ油を熱し、野菜を順に火が通るまで焼き、保存容器に入れて**2**を注ぐ。

・冷蔵で4日保存できる。

一言アドバイス

≫温かいままでも、冷蔵庫で冷やしてもおいしく食べられます。

≫緑黄色野菜はオリーブ油と合わせることで、ビタミン類が体にとり込みやすくなります。

≫おろししょうがや青じそのせん切りなどをトッピングすれば、風味をかえて食べることができます。

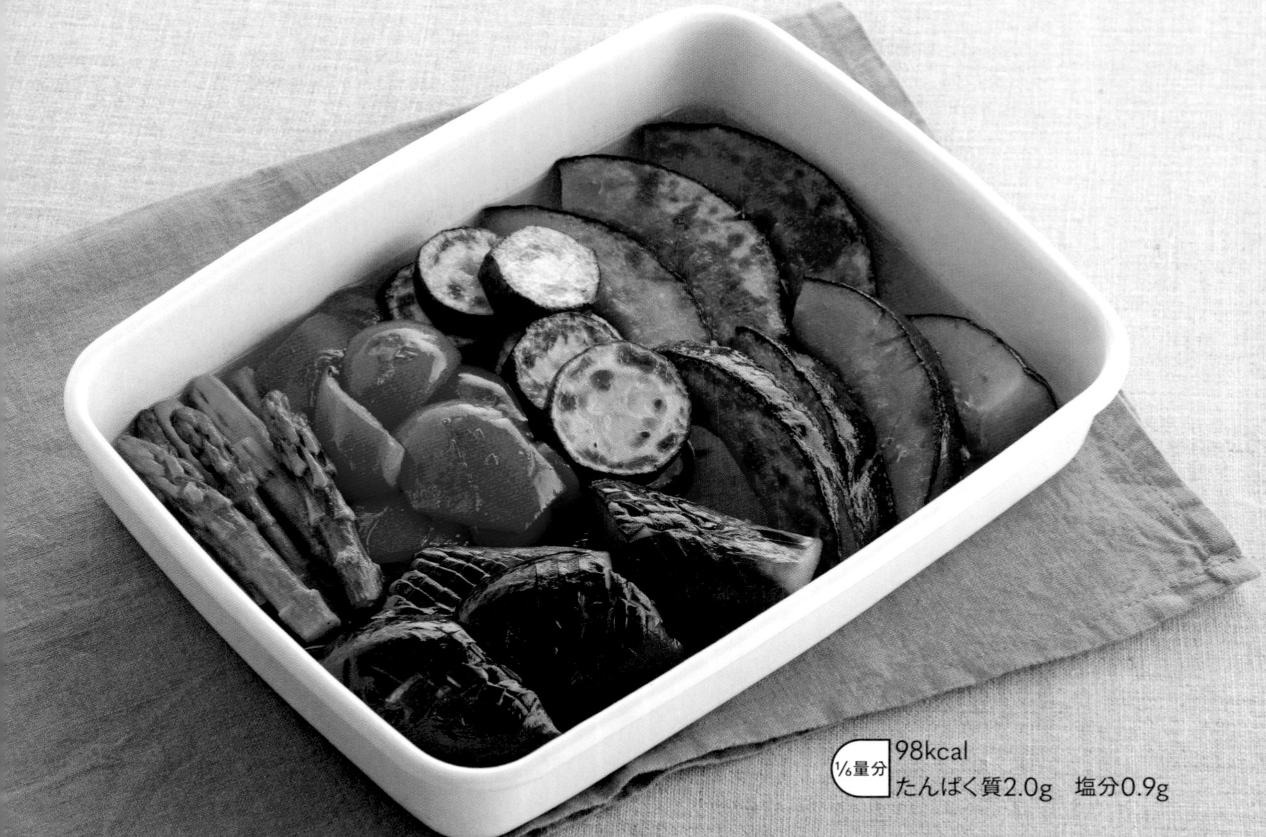

1/6量分　98kcal
たんぱく質2.0g　塩分0.9g

ブロッコリーとゆで卵のサラダ

ポテトサラダに卵とブロッコリーをプラスしたごちそうサラダ

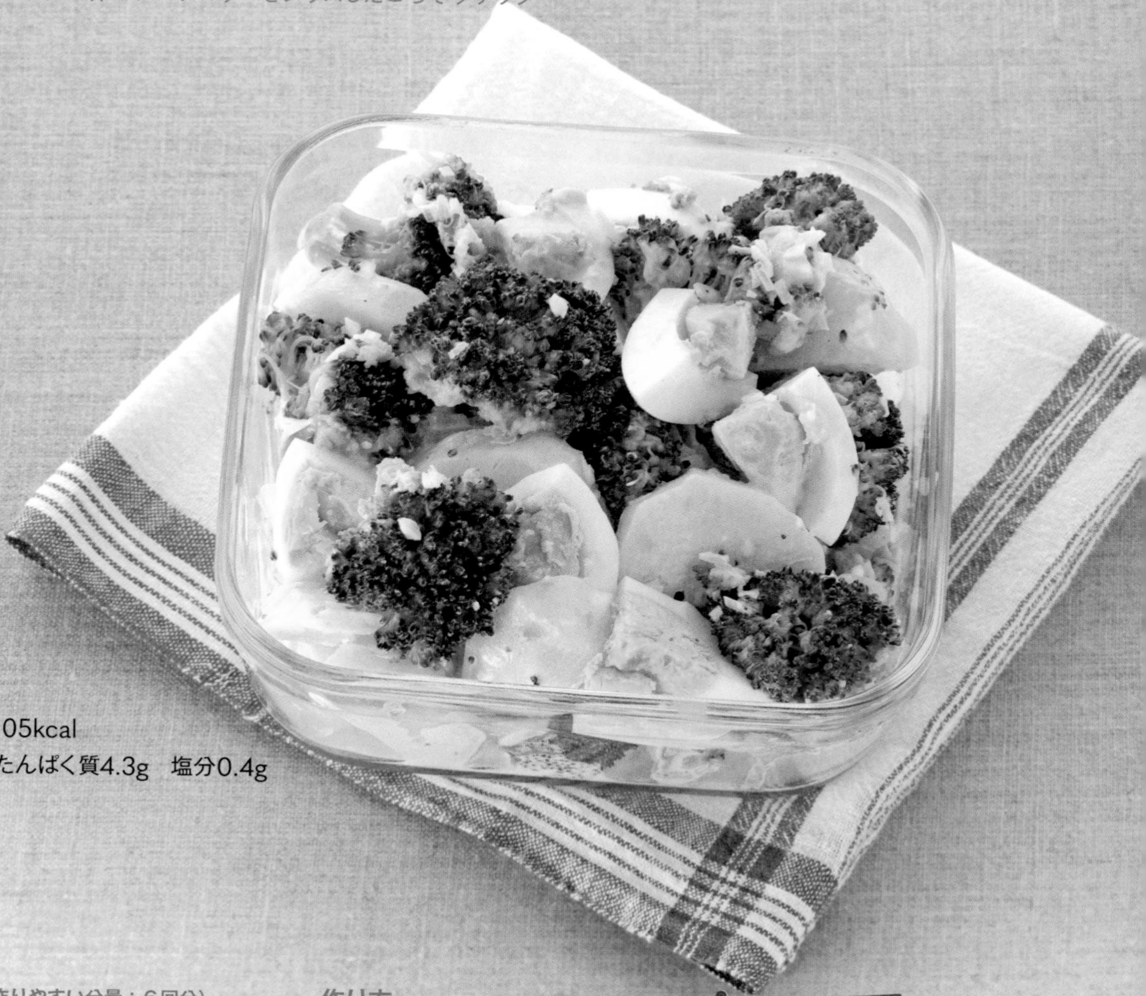

1/6量分 105kcal
たんぱく質4.3g　塩分0.4g

材料（作りやすい分量：6回分）

- ブロッコリー……小1株（160g）
- じゃが芋……中1個（150g）
- 塩……1ℓの湯に対して大さじ1
- ゆで卵（8等分に切る）……2個（100g）
- 玉ねぎ……1/8個（25g）
- A
  - 塩……小さじ1/4
  - こしょう……少量
  - マヨネーズ・プレーンヨーグルト……各大さじ3

作り方

1 ブロッコリーは小房に分ける。じゃが芋は皮をむいていちょう切りにし、水にさらして水けをきる。玉ねぎはみじん切りにして塩少量（分量外）でもみ、汁けを絞る。

2 沸騰した湯に塩を入れてじゃが芋、ブロッコリーの順にやわらかくなるまでゆで、湯をきる。

3 ボールに玉ねぎとAを入れて合わせ、2、ゆで卵を加えてさっくりと混ぜ、冷蔵庫で冷やす。

・冷蔵で2～3日保存できる。

一言アドバイス

≫芋とブロッコリーをゆでるとき、しっかり塩をきかせると下味がつき、時間がたっても水っぽくなりません。

≫ヨーグルトは、あれば乳清が少ないかためのもの（45ページ）がおすすめ。味がうすまらず、たんぱく質もしっかりとれます。

お好み焼き

大和芋たっぷり、小麦粉少なめ。ふんわりやさしい口当たりです

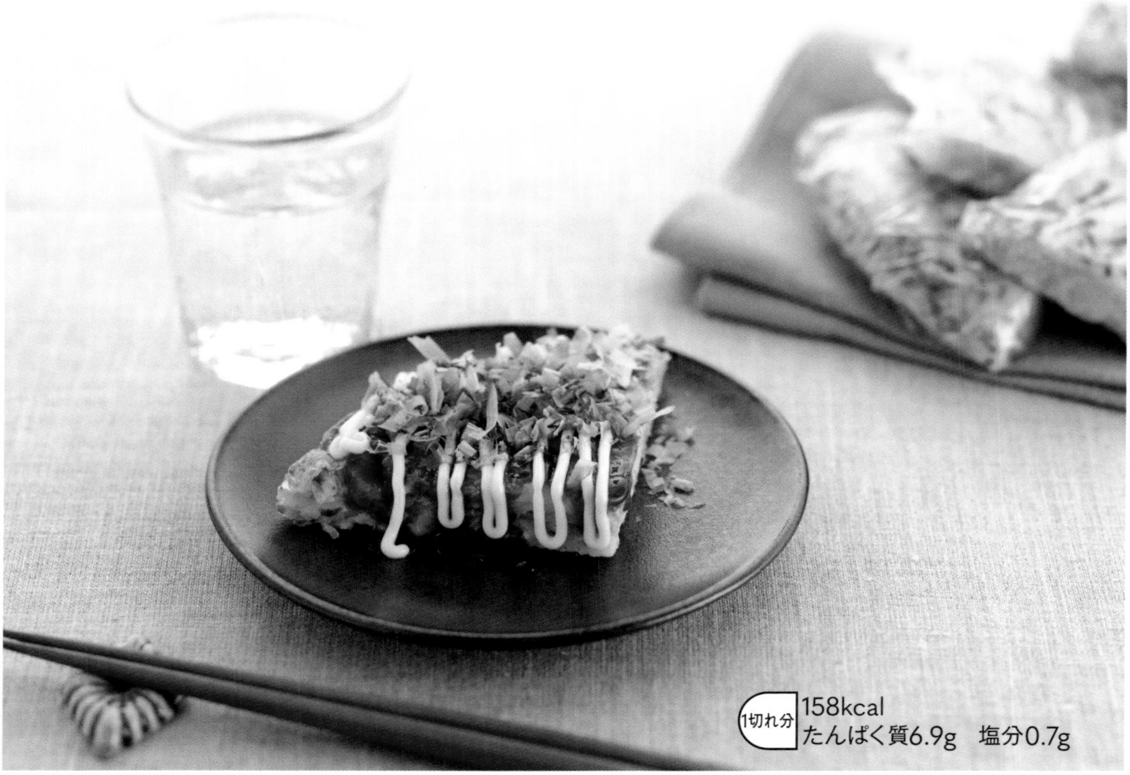

1切れ分 158kcal
たんぱく質6.9g　塩分0.7g

材料（8切れ分）

キャベツ		200g
豚赤身ひき肉		100g
サクラエビ		大さじ2（4g）
小麦粉		大さじ4
A	卵	2個（100g）
	だし	½カップ
	大和芋（すりおろす）	200g
サラダ油		大さじ1
B※	お好み焼き用のソース	10g
	マヨネーズ	小さじ1¼
	削りガツオ・青のり	各少量

※1切れにつき

作り方

1 キャベツはあらく刻む。

2 フライパンを熱し、ひき肉を入れて中火弱で火が通るまでからいりする。

3 ボールにAを入れて混ぜ合わせ、**1**、**2**、サクラエビ、小麦粉を加えて混ぜ合わせる。

4 直径20㎝ほどのフライパンにサラダ油の半量を熱し、**3**の半量を流し入れ、中火弱で5分ほど焼き、裏返して3分ほど焼く。あら熱がとれたら4つに切り分ける。もう1枚も同様に作る。

5 器に盛り、Bをかける。

・冷蔵で4日、冷凍で3週間保存できる。食べるときに、電子レンジかオーブントースターで温め直す。

一言アドバイス

≫ひき肉をいためるとき、フライパンがフッ素樹脂加工でない場合は、サラダ油を少量引いてください。
≫ソースやマヨネーズを増やすと、エネルギーをプラスすることができます。

サクラエビとごまの焼きおにぎり

噛《か》めば噛むほど、風味も豊かなおにぎりです

材料（8個分）

温かいごはん……500g
A サクラエビ……大さじ2（4g）
　青じそ（あらみじん切り）……5枚
　いり白ごま・しょうゆ・みりん……各大さじ1
ごま油……大さじ1/2

作り方

1 ごはんにAを混ぜ合わせ、8等分にして三角形ににぎる。

2 フライパンにごま油を熱し、**1**を並べ入れて弱火で3～4分焼き、裏返して同様に焼く。

・冷蔵で4日、冷凍で3週間保存できる。食べるときに、電子レンジかオーブントースターで温め直す。

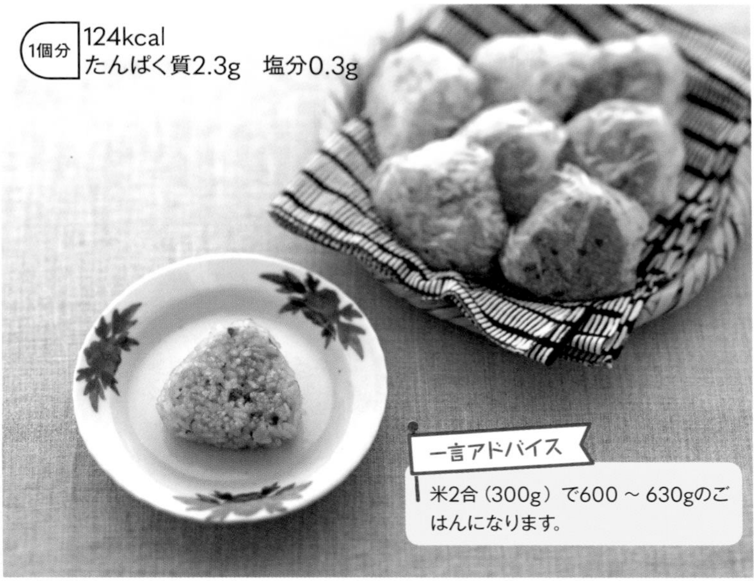

1個分 124kcal たんぱく質2.3g　塩分0.3g

一言アドバイス
米2合（300g）で600～630gのごはんになります。

チーズ入り芋もち

じゃが芋のもちもちした食感がくせになりそう

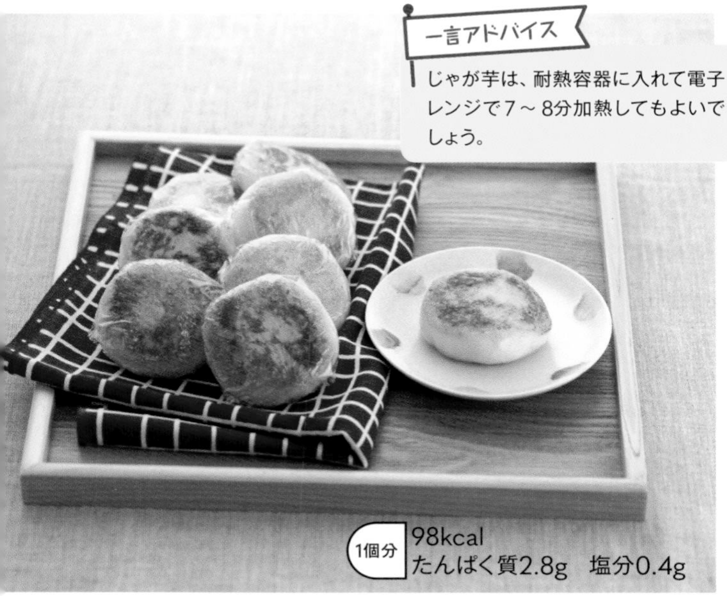

一言アドバイス
じゃが芋は、耐熱容器に入れて電子レンジで7～8分加熱してもよいでしょう。

1個分 98kcal たんぱく質2.8g　塩分0.4g

材料（8個分）

じゃが芋……中3個（400g）
かたくり粉……大さじ3
牛乳……大さじ4
塩……小さじ1/4
プロセスチーズ（1㎝角に切る）……60g
バター……20g

作り方

1 じゃが芋は皮をむいて一口大に切り、やわらかくなるまで10～15分ゆでて、湯をきる。

2 ボールに**1**を入れてつぶし、かたくり粉、牛乳、塩を加えて混ぜ合わせる。8等分にし、チーズを包んで丸く形作る。

3 フライパンにバターの半量をとかして**2**を並べ入れ、焼き色がついたら裏返し、残りのバターを入れてこんがりと焼く。

・冷蔵で4日、冷凍で3週間保存できる。食べるときに、電子レンジかオーブントースターで温め直す。

甘酒水ようかん

なめらかな口当たりの水ようかん。ほんのり塩がきいた、さっぱりとした味わいです

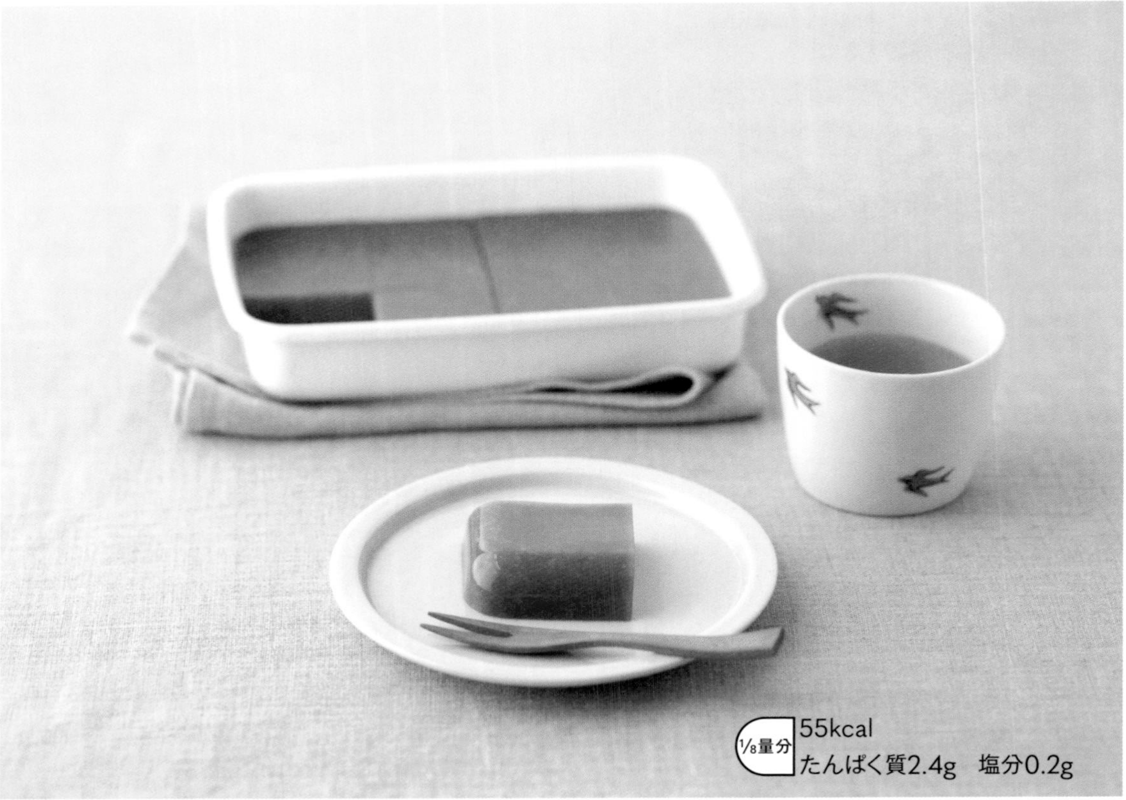

1/8量分 55kcal
たんぱく質2.4g　塩分0.2g

材料（作りやすい分量：8回分）

- こしあん……150g
- 水……3/4 カップ
- 塩……小さじ 1/4
- 粉かんてん……4g
- 甘酒（ストレートタイプ）……1 1/4 カップ

作り方

1 なべにこしあんを入れ、水を少しずつ加えながら泡立て器で混ぜ合わせ、塩、粉かんてんを加える。

2 1を火にかけ、木べらなどで混ぜながら煮立て、弱火にして1～2分加熱する。

3 甘酒を加えて混ぜ合わせ、保存容器に入れ、さめたら冷蔵庫で冷やしかためる。

・冷蔵で3日保存できる。

一言アドバイス

甘酒などの発酵食品に含まれる乳酸菌は、腸内環境をととのえる働きが期待できます。

シンプルプリン

卵が多めのしっかりかたまる配合です。砂糖を減らして甘味控えめにしても

材料（100㎖容量の器６個分）

卵……………………４個（200g）
砂糖……………………大さじ６
牛乳……………………２カップ
バニラエッセンス……………少量
メープルシロップ（好みで）……適量

作り方

1 ボールに卵をときほぐし、砂糖を加えて混ぜ、牛乳、バニラエッセンスを加えて混ぜ合わせ、濾《こ》して耐熱容器に注ぐ。
2 蒸気が上がった蒸し器に入れてふたをし、強火で２～3分、表面がかたまったらふたをずらして中火で８～10分蒸す。
3 さめたら冷蔵庫で冷やし、好みでメープルシロップをかける

・冷蔵で３日保存できる。

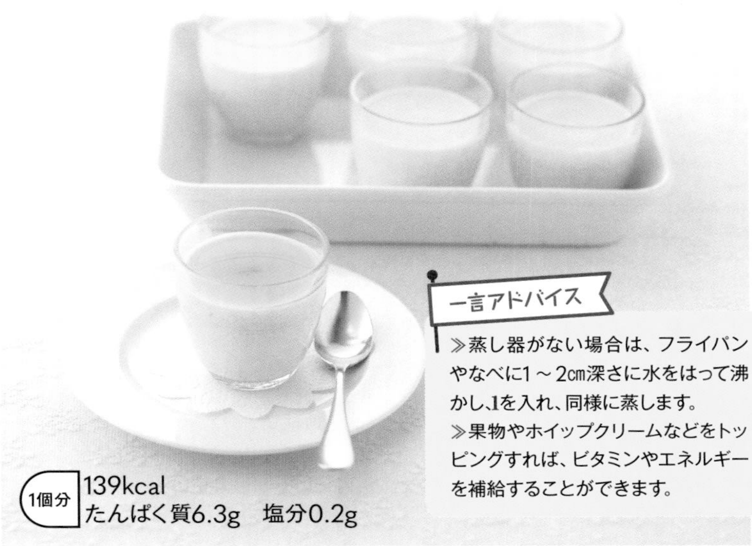

1個分 139kcal
たんぱく質6.3g　塩分0.2g

一言アドバイス

≫蒸し器がない場合は、フライパンやなべに1～2㎝深さに水をはって沸かし、1を入れ、同様に蒸します。
≫果物やホイップクリームなどをトッピングすれば、ビタミンやエネルギーを補給することができます。

グレープフルーツのさっぱりゼリー

グレープフルーツの香りと酸味で食べやすく

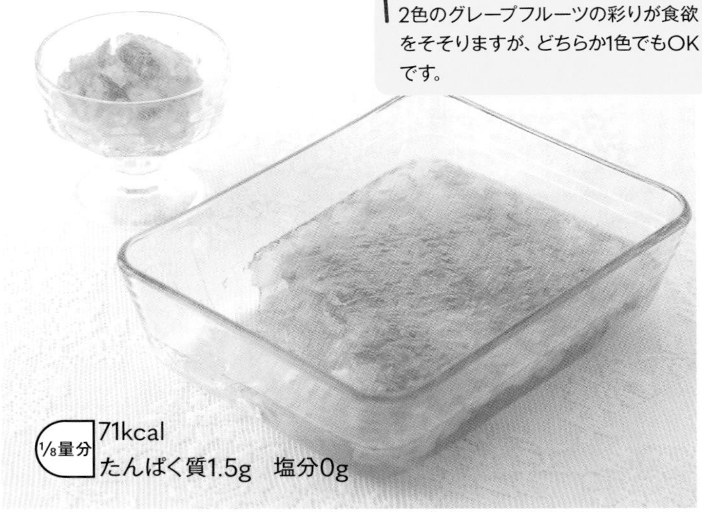

⅛量分 71kcal
たんぱく質1.5g　塩分0g

一言アドバイス

2色のグレープフルーツの彩りが食欲をそそりますが、どちらか1色でもOKです。

材料（作りやすい分量：８回分）

グレープフルーツ（赤・白）…………各１個
ゼラチン……………………大さじ１弱（10g）
水…………………………¼カップ
グラニュー糖（または砂糖）…………100g
オレンジキュラソーなどの洋酒（好みで）
……………………………………少量

作り方

1 器に水とゼラチンを入れ、ふやかす。
2 グレープフルーツ２種は薄皮を除き、果肉を合わせて400gとり出す。残った果肉は果汁を搾る。
3 2の果汁と水（分量外）を合わせて2½カップにしてなべに入れ、グラニュー糖を加えて火にかける。煮立ったら2の果肉、オレンジキュラソーを加えてひと煮立ちさせる。火を消し、1を加えてとかし、保存容器に入れて冷やしかためる。

・冷蔵で３日保存できる。

栄養成分値一覧

- 「日本食品標準成分表2015年版（七訂）」（文部科学省）に基づいています。
  同書に記載がない食材は、それに近い食材（代用品）の数値で算出しました。
- 特に記載がない場合は１人分（１回分）あたりの成分値です。
- 市販品は、メーカーから公表された成分値のみ合計しています。
- ビタミンAはレチノール活性当量、ビタミンEはα-トコフェロールの値です。
- 数値の合計の多少の相違は、計算上の端数処理によるものです。

		掲載 (ページ)	エネルギー (kcal)	たんぱく質 (g)	脂質 (g)	炭水化物 (g)	食物繊維総量 (g)	カルシウム (mg)	鉄 (mg)	亜鉛 (mg)	ビタミンA (μg)	ビタミンD (μg)	ビタミンE (mg)	ビタミンB_1 (mg)	ビタミンB_2 (mg)	ビタミンB_{12} (μg)	ビタミンC (mg)	食塩相当量 (g)
体にやさしい単品レシピ																		
スープ・汁物	落とし卵とキャベツのみそ汁	28	110	8.6	5.9	5.0	1.2	54	1.4	0.8	76	0.9	0.6	0.06	0.25	1.1	14	1.4
	タイのみぞれ汁	28	113	13.4	3.6	5.9	1.3	31	0.4	0.4	8	2.7	1.6	0.21	0.07	1.2	14	1.2
	エビしんじょうのおすまし	29	68	9.3	0.6	5.9	0	28	0.6	0.4	3	0	0.6	0.02	0.03	1.0	0	1.2
	オニオンパンスープ	30	161	6.7	8.5	14.6	1.3	135	0.3	0.3	24	0	0.2	0.03	0.02	0	5	1.9
	たっぷり野菜と豚肉のコンソメスープ レモン風味	31	57	4.8	2.2	4.9	1.1	20	0.3	0.5	71	0	0.2	0.21	0.06	0.1	16	1.0
	ホタテとかぶの豆乳スープ	32	79	6.2	3.3	5.7	0.7	29	1.1	0.7	10	0	0.3	0.04	0.04	0.4	7	0.9
	ミネストローネ	33	75	2.3	3.8	8.8	2.0	48	0.4	0.4	151	0	1.1	0.08	0.06	0.1	20	1.1
主食	長芋と卵の雑炊	34	196	9.2	5.5	26.3	0.7	43	1.2	1.1	77	0.9	0.6	0.11	0.25	1.1	3	1.2
	梅干しとごまの混ぜずし	34	200	3.3	2.0	40.9	0.9	44	0.5	0.8	12	0	0.1	0.04	0.02	0	0	0.9
	鶏肉とモロヘイヤの中国風がゆ	35	199	9.7	2.6	31.0	1.1	47	0.3	0.8	139	0	0.9	0.06	0.07	0	3	1.2
	モッツァレラチーズとほうれん草のリゾット	36	233	7.9	9.4	29.3	2.6	114	1.2	1.4	145	0.1	2.2	0.12	0.18	0.4	22	1.3
	サンドイッチ２種	37	224	7.7	10.4	24.4	1.0	28	0.6	0.7	46	0.3	0.9	0.10	0.10	0.2	6	1.1
	鶏塩煮込みうどん	38	178	11.1	1.1	29.1	1.7	40	0.5	0.4	13	0	0.4	0.09	0.09	0.8	14	2.2
一口おかず	麩のだし卵焼き	39	97	6.2	4.9	5.9	0.3	15	0.9	0.6	38	0.5	0.5	0.03	0.11	0.2	0	0.8
	ふわふわ鶏肉シューマイ	39	73	6.3	1.3	8.4	0.7	19	0.3	0.2	4	0	0.2	0.03	0.03	0.1	13	0.4
	鶏肉のみそヨーグルト漬け焼き	40	123	17.1	4.9	1.7	0.6	22	0.4	0.6	24	0.1	0.5	0.09	0.11	0.2	14	0.5
	白身魚と豆腐の重ね蒸し しょうがソース	41	80	7.0	4.7	1.7	0.2	32	0.5	0.4	4	0.9	0.6	0.12	0.04	0.4	1	0.5
	カジキのチーズピカタ	41	158	16.2	8.5	2.7	0.1	55	0.8	0.9	49	6.5	1.2	0.07	0.16	2.5	2	0.4
	カニ入り養老豆腐	42	39	2.7	0.3	6.7	0.6	11	0.3	0.5	0	0	0.2	0.04	0.02	0.1	2	0.8
	はんぺんの梅みそ焼き	43	78	5.7	2.9	7.2	0.1	11	0.4	0.1	4	0	0.7	0	0.01	0.2	0	1.2
	にんじんのおかかカテージチーズあえ	43	49	3.3	2.6	2.9	0.8	15	0.1	0.1	219	0	0.3	0.02	0.02	0.1	1	0.4
	かぶのそぼろ煮	44	78	7.6	1.9	7.2	1.4	48	0.5	0.3	28	0	0.4	0.07	0.08	0.3	23	1.0
おやつ・間食	白桃の濃厚ヨーグルトあえ	45	93	5.2	2.5	12.4	0.7	52	0.1	0.1	0	0	0.6	0.01	0.01	0	1	0.1
	煮りんご アミノ酸ゼリーかけ	45	93	1.6	0.1	24.4	0.7	2	0.1	0	1	0	0.1	0.01	0	0	5	0.1
	一口おにぎり（梅おかか・青のりシラス）	46	183	3.9	0.9	38.2	0.6	24	0.5	0.7	8	1.4	0	0.03	0.02	0.3	0	0.5
	豆腐とツナのディップ	46	125	5.4	7.7	8.2	0.3	27	0.4	0.3	24	0.3	0.7	0.03	0.04	0.2	0	0.4
	アボカドバナナスムージー	47	167	4.8	9.1	20.3	2.2	72	0.9	0.6	20	0	1.4	0.08	0.16	0.1	10	0.1
安心して食べられる献立																		
朝食	【卵、魚の缶詰め、ふりかけ利用の時短献立】																	
	豆腐のふんわり卵いため	51	93	5.9	6.1	2.6	0.6	50	1.0	0.6	42	0.5	0.3	0.08	0.14	0.2	2	0.4
	小松菜のゆかりあえ	51	8	1.0	0.2	1.1	1.4	53	0.8	0.1	91	0	0.5	0.02	0.02	0.1	7	0.3
	魚缶のおろしあえ	51	57	5.6	2.7	2.1	0.5	76	0.5	0.5	2	2.8	0.8	0.05	0.11	3.0	6	0.5
	ごはん	51	252	3.8	0.5	55.7	0.5	5	0.2	0.9	0	0	0	0.03	0.02	0	0	0
	合計		411	16.2	9.5	61.5	3.0	183	2.4	2.1	135	3.2	1.7	0.17	0.29	3.3	15	1.2

		掲載 (ページ)	エネルギー (kcal)	たんぱく質 (g)	脂質 (g)	炭水化物 (g)	食物繊維総量 (g)	カルシウム (mg)	鉄 (mg)	亜鉛 (mg)	ビタミンA (μg)	ビタミンD (μg)	ビタミンE (mg)	ビタミンB_1 (mg)	ビタミンB_2 (mg)	ビタミンB_{12} (μg)	ビタミンC (mg)	食塩相当量 (g)
朝食	【焼きザケ、納豆、みそ汁の定番にひとくふう献立】																	
	サケのごまみそマヨ焼き	53	99	9.6	5.6	1.7	0.6	27	0.5	0.3	10	12.8	1.2	0.07	0.10	2.4	12	0.5
	納豆と長芋のとろとろあえ	53	62	4.6	2.1	6.6	2.2	34	0.9	0.5	7	0	0.3	0.05	0.13	0.1	3	0.4
	白菜と麩のみそ汁	53	29	2.0	0.5	4.6	1.0	25	0.4	0.2	71	0	0.2	0.03	0.03	0.3	6	0.8
	ごはん	53	252	3.8	0.5	55.7	0.5	5	0.2	0.9	0	0	0	0.03	0.02	0	0	0
	合計		442	19.9	8.6	68.6	4.2	91	1.9	2.0	89	12.8	1.6	0.18	0.28	2.8	22	1.7
	【スクランブルエッグとまろやかスープのパン献立】																	
	チキンとトマトのスクランブルエッグ	55	180	12.1	12.9	3.0	0.7	34	1.2	1.0	116	1.0	1.7	0.07	0.25	0.5	8	0.9
	かぼちゃの豆乳スープ	55	93	2.8	3.6	12.2	1.9	17	0.9	0.3	184	0	2.6	0.05	0.06	0	22	0.9
	果物（バナナ）	55	26	0.3	0.1	6.8	0.3	2	0.1	0.1	2	0	0.2	0.02	0.01	0	5	0
	トースト	55	179	5.6	2.7	33.1	1.5	19	0.4	0.5	0	0	0.3	0.04	0.03	0	1	0.8
	合計		477	20.9	19.2	55.1	4.4	72	2.6	1.8	301	1.0	4.8	0.18	0.35	0.5	36	2.5
昼食	【やわらか豚丼と具だくさんみそ汁の献立】																	
	豚丼	57	389	15.5	5.6	64.0	1.1	20	0.8	2.1	4	0.1	0.2	0.51	0.15	0.5	5	1.5
	大根の梅酢あえ	57	10	0.1	0	2.1	0.4	7	0.1	0	0	0	0	0.01	0	0	3	0.3
	石狩風みそ汁	57	75	7.9	3.0	4.1	1.1	83	0.5	0.4	72	2.4	0.3	0.08	0.07	2.1	13	1.0
	合計		475	23.5	8.6	70.2	2.6	109	1.3	2.5	77	2.5	0.5	0.59	0.23	2.6	21	2.8
	【たんぱく質も野菜も充実！ うどんの献立】																	
	焼きうどん	59	282	9.7	7.3	43.3	2.7	73	1.1	0.5	110	0.3	1.0	0.14	0.27	0.3	29	2.6
	トマトのかきたまスープ	59	54	3.5	2.6	3.9	0.5	17	0.6	0.4	60	0.5	0.7	0.04	0.12	0.2	8	0.9
	合計		336	13.2	9.9	47.2	3.2	90	1.7	0.9	170	0.8	1.7	0.18	0.39	0.5	36	3.5
	【ピザトーストとほろほろブロッコリースープの洋風献立】																	
	アボカドと卵のピザトースト	61	382	16.0	20.8	33.5	4.2	157	1.5	1.9	114	0.7	2.7	0.13	0.37	0.9	8	1.7
	ブロッコリーのミルクスープ	61	138	7.8	8.9	7.9	2.4	107	0.6	0.9	83	0.4	1.4	0.21	0.24	0.3	71	1.5
	フルーツヨーグルト	61	68	2.0	1.6	13.3	0.5	64	0.1	0.2	18	0	0.2	0.03	0.08	0.1	9	0.1
	合計		588	25.8	31.2	54.7	7.1	328	2.3	3.0	215	1.1	4.4	0.37	0.69	1.3	88	3.2
夕食	【調理の油控えめ、魚の梅煮の和風献立】																	
	ギンダラと大根の梅煮	63	209	9.6	11.3	11.8	1.7	40	0.6	0.4	903	2.1	2.8	0.06	0.10	2.0	8	1.5
	にんじんしりしり	63	67	3.4	4.6	2.2	0.6	12	0.3	0.2	181	0.4	0.5	0.02	0.06	0.2	1	0.3
	焼きなすのしょうが酢あえ	63	22	1.1	0.1	4.8	1.8	16	0.3	0.2	6	0	0.2	0.04	0.05	0	3	0.4
	ごはん	63	252	3.8	0.5	55.7	0.5	5	0.2	0.9	0	0	0	0.03	0.02	0	0	0
	合計		550	17.9	16.5	74.4	4.6	72	1.4	1.7	1091	2.5	3.6	0.16	0.22	2.2	12	2.3
	【魚の洋風グラタンと野菜料理２品の献立】																	
	タラとじゃが芋の豆腐ソースグラタン	65	185	17.8	6.5	13.5	1.6	229	0.8	0.8	80	0.5	0.9	0.14	0.16	0.7	10	1.0
	トマトとズッキーニのスープ煮	65	81	6.9	3.2	6.0	1.1	14	0.5	0.8	31	0	0.6	0.04	0.03	0	15	0.9
	カリフラワーの甘酢あえ	65	18	1.1	0.1	4.0	1.4	11	0.3	0.2	1	0	0.1	0.02	0.02	0	25	0.3
	ごはん	65	252	3.8	0.5	55.7	0.5	5	0.2	0.9	0	0	0	0.03	0.02	0	0	0
	合計		535	29.5	10.3	79.1	4.5	258	1.7	2.7	111	0.5	1.6	0.24	0.22	0.7	50	2.2
	【厚みのある肉をしっかり噛んで食べる献立】																	
	豚ヒレ肉の塩麹焼き	67	170	14.5	6.4	12.9	1.7	10	0.8	1.5	152	0.2	3.3	0.83	0.21	0.3	53	1.5
	れんこんのサクラエビいため	67	82	2.8	3.7	8.3	1.2	85	0.6	0.4	0	0	0.4	0.06	0.02	0.3	19	0.6
	小松菜ワンタンスープ	67	66	3.8	0.8	9.7	0.6	20	0.4	0.2	30	0	0.2	0.03	0.03	0	3	1.1
	ごはん	67	252	3.8	0.5	55.7	0.5	5	0.2	0.9	0	0	0	0.03	0.02	0	0	0
	合計		570	24.8	11.5	86.6	3.9	120	1.9	3.0	182	0.2	3.9	0.95	0.27	0.6	75	3.2
	【おなかもあたたか、お手軽なべ献立】																	
	鶏肉のしゃぶしゃぶごまだれ＆梅おろしだれ	69	405	27.3	11.1	45.3	4.5	245	2.7	1.9	149	0.1	0.7	0.26	0.19	0.7	10	3.6
	里芋のはちみつみそあえ	69	101	1.5	5.0	13.1	1.5	26	0.6	0.3	0	0	0.3	0.04	0.02	0	3	0.4
	かぶとカニかまのゆずこしょうサラダ	69	62	1.6	4.6	3.6	0.7	25	0.1	0.1	3	0.1	1.0	0.02	0.02	0.1	9	0.5
	合計		568	30.3	20.8	62.0	6.7	296	3.4	2.4	152	0.2	2.0	0.32	0.23	0.8	22	4.5

少量でも栄養価を高めるレシピ

		掲載 (ページ)	エネルギー (kcal)	たんぱく質 (g)	脂質 (g)	炭水化物 (g)	食物繊維総量 (g)	カルシウム (mg)	鉄 (mg)	亜鉛 (mg)	ビタミンA (μg)	ビタミンD (μg)	ビタミンE (mg)	ビタミンB_1 (mg)	ビタミンB_2 (mg)	ビタミンB_{12} (μg)	ビタミンC (mg)	食塩相当量 (g)
エネルギーがとれる	【サバの立田焼きの献立】																	
	サバの立田焼き	73	237	12.9	16.2	7.3	0.9	16	0.9	0.8	27	3.1	1.3	0.14	0.20	7.7	11	0.4
	アボカドの塩麹チーズあえ	73	135	2.0	12.5	5.2	2.3	12	0.4	0.4	37	0	1.7	0.05	0.11	0	11	0.5
	かぼちゃの豆乳豚汁	73	126	8.1	4.9	12.0	2.0	29	1.4	1.0	172	0	1.7	0.19	0.11	0.2	15	0.8
	ごはん	73	252	3.8	0.5	55.7	0.5	5	0.2	0.9	0	0	0	0.03	0.02	0	0	0
	合計		750	26.7	34	80.2	5.7	62	2.9	3.0	236	3.1	4.7	0.42	0.43	8.0	38	1.8
	鶏もも肉のソテー バジルソース	74	164	13.8	9.7	4.7	1.0	13	0.7	1.4	42	0.2	0.6	0.12	0.15	0.2	17	0.7
	イワシの梅じそロール焼き	75	107	11.6	5.6	1.3	0.2	48	1.4	1.0	14	19.2	1.6	0.02	0.24	9.4	0	0.6
	お手軽五平もち	75	273	5.0	8.7	43.9	1.6	43	0.8	1.1	0	0	0.1	0.06	0.04	0	0	0.6
	クリーミーポテトサラダ	76	119	2.4	7.6	10.3	1.0	17	0.5	0.3	93	0.2	0.9	0.06	0.07	0.1	19	0.7
	レモンカスタードのクラッカー添え	77	139	3.0	6.8	16.2	0.3	64	0.4	0.4	49	0.4	1.5	0.04	0.09	0.3	2	0.2
たんぱく質がとれる	【マグロの香草パン粉焼きの献立】																	
	マグロの香草パン粉焼き	79	128	17.1	4.6	3.8	0.7	14	1.3	0.5	24	1.4	1.4	0.07	0.10	3.2	30	0.7
	枝豆の洋風白あえ	79	135	7.6	9.7	4.5	2.6	84	1.4	0.8	6	0	1.3	0.13	0.06	0	8	0.3
	卵とチーズのかきたまスープ	79	105	7.9	7.0	2.5	0.3	130	0.6	0.4	75	0.5	0.5	0.04	0.14	0.2	6	0.9
	ごはん	79	252	3.8	0.5	55.7	0.5	5	0.2	0.9	0	0	0	0.03	0.02	0	0	0
	合計		620	36.3	21.8	66.5	4.0	234	3.4	2.6	104	1.9	3.2	0.27	0.32	3.4	45	2.0
	ローストビーフ	80	235	16.0	16.2	2.4	0	7	2.2	3.3	1	0	0.3	0.08	0.17	1.0	3	2.1
	麻婆豆腐	81	143	9.7	8.0	6.1	0.7	51	1.0	1.0	2	0	0.2	0.31	0.09	0.1	1	1.3
	サケのムニエル ヨーグルトソース	82	186	15.5	11.3	4.3	0.9	38	0.5	0.4	151	19.2	1.2	0.11	0.15	3.5	4	0.7
	鶏肉のキウイソースいため	83	167	14.2	6.7	12.0	2.1	26	0.6	0.6	36	0.1	2.1	0.09	0.11	0.1	77	1.1
鉄がとれる	【レバーのケチャップいための献立】																	
	レバーのケチャップいため	85	138	11.6	4.8	9.5	1.1	15	6.9	3.7	6508	0.7	0.9	0.20	1.84	12.6	26	1.4
	アサリとじゃが芋のチヂミ	85	122	4.7	3.5	18.1	1.3	25	4.9	0.7	30	0	0.7	0.08	0.06	9.6	29	0.6
	カツオのつみれ汁	85	138	16.7	4.2	7.7	1.5	52	1.9	0.7	189	5.4	0.3	0.11	0.15	5.5	10	0.9
	ごはん	85	252	3.8	0.5	55.7	0.5	5	0.2	0.9	0	0	0	0.03	0.02	0	0	0
	合計		649	36.7	12.9	90.9	4.3	97	13.9	6.0	6728	6.1	1.9	0.42	2.06	27.7	65	3.0
	牛しゃぶとなすのおろしあえ	86	159	11.2	9.5	6.2	1.5	20	1.5	2.1	6	0	0.3	0.07	0.13	0.6	7	1.7
	レバーペースト	87	130	7.6	6.0	9.8	0.5	10	3.0	1.2	4412	0.1	0.2	0.14	0.58	13.9	7	0.7
	カキとブロッコリーの白ワイン蒸し	88	86	4.4	3.8	4.8	1.5	54	1.3	6.2	32	0	1.5	0.06	0.13	12.6	38	1.1
	シジミ汁	89	20	1.7	0.5	1.9	0.3	36	1.3	0.4	4	0	0.2	0	0.06	8.6	0	0.8
	アサリとほうれん草の卵いため	89	98	8.1	6.2	2.0	1.2	55	7.2	1.3	179	0.5	1.6	0.06	0.21	13.0	14	0.5
カルシウムがとれる	【シシャモの磯辺チーズ焼きの献立】																	
	シシャモの磯辺チーズ焼き	91	176	14.9	10.3	4.0	0.2	207	1.5	1.4	97	0.8	0.9	0.03	0.25	4.1	2	0.8
	厚揚げと小松菜の煮物	91	79	5.2	4.6	3.6	0.9	150	2.0	0.5	78	0	0.6	0.06	0.06	0.2	12	0.7
	きのこと里芋のミルクスープ	91	113	3.9	6.2	12.4	3.0	69	0.4	0.7	46	0.4	0.5	0.12	0.16	0.4	6	0.8
	ごはん	91	252	3.8	0.5	55.7	0.5	5	0.2	0.9	0	0	0	0.03	0.02	0	0	0
	合計		620	27.8	21.5	75.7	4.5	430	4.0	3.5	221	1.1	2.0	0.25	0.50	4.6	19	2.3
	きくらげとほうれん草の白あえ	92	79	4.9	5.0	4.0	1.6	59	0.9	0.4	111	0.9	0.4	0.05	0.04	0	3	0.7
	オイルサーディンのトマトソース焼き	93	125	7.3	9.9	1.7	0.2	135	0.6	0.8	21	2.1	2.9	0.04	0.12	5.5	0	0.4
	納豆チーズトースト	94	259	13.0	9.3	30.7	2.7	149	1.1	1.4	47	0	0.6	0.06	0.20	0.6	0	1.3
	カマンベールとりんごのカナッペ	95	136	5.2	7.8	11.2	0.4	122	0.2	0.7	54	0	1.4	0.02	0.11	0.3	0	0.6
	黒みつきなこの牛乳かんてん	95	108	2.9	3.0	18.2	0.8	89	0.4	0.4	25	0.2	0.1	0.03	0.11	0.2	1	0.1

		掲載 (ページ)	エネルギー (kcal)	たんぱく質 (g)	脂質 (g)	炭水化物 (g)	食物繊維総量 (g)	カルシウム (mg)	鉄 (mg)	亜鉛 (mg)	ビタミンA (μg)	ビタミンD (μg)	ビタミンE (mg)	ビタミンB_1 (mg)	ビタミンB_2 (mg)	ビタミンB_{12} (μg)	ビタミンC (mg)	食塩相当量 (g)
ビタミンD	サワラの幽庵焼き	96	125	13.0	5.9	3.3	1.2	88	1.5	0.7	106	4.2	1.3	0.08	0.26	3.2	17	0.8
	サケ缶とマッシュルームのリエット風	97	124	6.6	7.8	6.5	0.5	50	0.2	0.4	36	1.7	0.4	0.05	0.08	1.2	1	0.4
亜鉛	カキの豆乳チゲ	98	180	11.5	7.9	14.1	2.2	143	3.0	6.8	72	0	1.1	0.16	0.17	12.9	15	1.7
	カニときゅうりの酢の物	99	19	2.9	0.1	1.6	0.3	18	0.2	0.8	7	0	0.4	0.01	0.02	0	4	0.8
	ホタテ貝柱のうすくず煮	99	74	11.1	0.2	6.1	0.6	31	0.6	1.0	28	0	0.9	0.04	0.09	1.2	21	1.0
ビタミンB_{12}	ミニイクラ丼	100	223	9.2	3.4	37.4	0.5	23	0.6	1.0	78	8.8	1.8	0.11	0.13	9.7	2	0.5
	サケと長芋の焼き漬け	100	105	14.2	2.5	4.6	0.3	14	0.5	0.4	7	19.2	0.8	0.12	0.14	3.5	2	0.8
	サンマごはん	101	268	10.2	5.5	40.4	0.4	18	1.0	1.0	7	3.6	0.4	0.05	0.11	4.8	1	0.8
便利な常備菜																		
肉類	手作りサラダチキン（1/10 量分）	104	92	12.8	3.6	1.4	0	4	0.2	0.4	11	0.1	0.2	0.05	0.06	0.1	2	0.6
	鶏みそそぼろ（1/8 量分）	104	94	7.5	4.9	3.0	0.4	10	0.6	0.5	14	0	0.4	0.04	0.07	0.1	0	1.1
	塩麹焼き豚（1/5 量分）	105	149	14.6	7.8	3.0	0	3	0.5	1.4	3	0.1	0.2	0.63	0.15	0.2	1	0.9
	牛肉のしょうがさんしょう煮（1/8 量分）	106	181	5.6	14.0	4.9	0.1	3	0.4	1.8	1	0	0.2	0.03	0.07	0.4	0	0.7
	鶏レバーと鶏ハツの甘辛煮（1/8 量分）	107	86	10.0	1.6	5.5	0.1	5	4.6	1.7	7000	0.1	0.2	0.19	0.91	22.2	10	1.1
魚介類	白身魚の南蛮漬け風（1/6 量分）	108	98	9.9	4.1	4.2	0.4	22	0.2	0.4	30	0.5	1.0	0.06	0.07	0.7	5	0.9
	ブリの梅酢照り焼き（1/6 量分）	109	154	11.2	9.8	3.0	0.4	5	0.8	0.4	29	4.0	1.2	0.12	0.19	1.9	6	0.9
	サバのトマト煮（1/6 量分）	110	179	12.5	12.4	2.9	0.7	12	0.9	0.7	38	3.0	1.5	0.15	0.20	7.5	5	0.9
	カツオの角煮（1/6 量分）	111	77	8.7	2.1	3.6	0	4	0.7	0.3	7	3.0	0	0.04	0.06	2.9	0	0.8
豆・大豆	やさしい五目豆煮（1/8 量分）	112	61	5.3	1.5	5.3	1.2	17	0.5	0.4	53	0	0.3	0.05	0.03	0.1	2	0.4
	黒豆酢大豆（1/20 量分）	112	28	1.8	0.9	3.1	0.8	10	0.3	0.2	0	0	0.2	0.04	0.01	0	0	0
	白いんげん豆と鶏手羽中の煮込み（1/6 量分）	113	228	14.0	11.1	11.2	4.9	40	1.2	1.2	29	0.2	0.5	0.11	0.09	0.2	3	0.7
	凍り豆腐のひき肉詰め煮（1/6 量分）	114	90	8.7	3.9	4.4	0.8	63	0.9	0.6	10	0	0.3	0.05	0.04	0.1	9	0.7
卵	半熟卵の煮卵	115	85	6.7	5.0	2.0	0	26	1.0	0.7	70	0.9	0.5	0.03	0.21	0.5	0	0.6
	ほうれん草とじゃが芋のキッシュ（1/8 量分）	115	164	6.6	12.5	5.8	0.6	87	0.7	0.5	126	0.5	0.7	0.10	0.15	0.3	15	0.5
野菜	大根とにんじんのなます（1/5 量分）	116	15	0.3	0.1	3.6	0.8	12	0.1	0.1	55	0	0.1	0.02	0.01	0	8	0.3
	大根のだし煮（1/6 量分）	116	31	0.7	0.1	6.5	1.6	30	0.3	0.1	0	0	0	0.03	0.02	0.2	13	0.5
	とうがんと里芋のとろみ煮（1/6 量分）	117	61	4.3	0.3	9.1	1.4	13	0.4	0.3	47	0.1	0.3	0.05	0.05	0.2	12	0.5
	野菜の焼き漬け（1/6 量分）	118	98	2.0	4.2	13.3	2.6	19	0.5	0.3	158	0	3.2	0.08	0.10	0.1	43	0.9
	ブロッコリーとゆで卵のサラダ（1/6 量分）	119	105	4.3	6.7	7.1	1.5	27	0.6	0.4	41	0.3	1.5	0.04	0.10	0.2	18	0.4
おやつ・間食	お好み焼き	120	158	6.9	8.1	14.1	1.0	36	0.8	0.6	22	0.3	1.2	0.18	0.11	0.4	12	0.7
	サクラエビとごまの焼きおにぎり	121	124	2.3	1.6	24	0.4	27	0.2	0.5	4	0	0.1	0.02	0.01	0.1	0	0.3
	チーズ入り芋もち	121	98	2.8	4.3	12.0	0.7	58	0.2	0.4	35	0	0.1	0.05	0.06	0.3	18	0.4
	甘酒水ようかん（1/8 量分）	122	55	2.4	0.1	11.2	1.8	6	0.6	0.3	0	0	0	0.01	0.02	0	0	0.2
	シンプルプリン	123	139	6.3	6.0	14.5	0	93	0.6	0.8	75	0.8	0.4	0.05	0.24	0.5	1	0.2
	グレープフルーツのさっぱりゼリー（1/8 量分）	123	71	1.5	0.1	17.2	0.3	8	0	0.1	9	0	0.2	0.04	0.02	0	18	0

患者体験談協力
胃を切った人 友の会「アルファ・クラブ」事務局
胃を切った人の情報紙「ALPHA CLUB」を発行
電話・ファックス　03-5955-7665
メール　alpha.club.jimukyoku@gmail.com

スタッフ

撮影 ● 田邊美樹
スタイリング ● 片野坂圭子
カバー・表紙・大扉デザイン ● 鈴木住枝（Concent,Inc）
本文デザイン ● 釜内由紀江　五十嵐奈央子（GRID）
DTP ● 天龍社
執筆協力 ● 高橋美加子　山田 桂
イラスト ● フクイサチヨ
校閲 ● みね工房
編集 ● 童夢

食事療法はじめの一歩シリーズ

胃を失ったあとの後遺症を防ぐ！

胃がん手術後の安心ごはん

2020年8月10日　初版第1刷発行

著　者 ■ 青木照明、金原桜子
発行者 ■ 香川明夫
発行所 ■ 女子栄養大学出版部
〒170-8481
東京都豊島区駒込 3-24-3
電話　03-3918-5411（販売）
03-3918-5301（編集）

振　替 ■ 00160-3-84647
URL ■ https://eiyo21.com/
印刷・製本 ■ 凸版印刷株式会社

ISBN 978-4-7895-1889-5

著者プロフィール

●病態監修

青木照明（あおき・てるあき）

東京慈恵会医科大学客員教授、医学博士。胃を切った人 友の会「アルファ・クラブ」顧問。東北大学医学部卒業。東京慈恵会医科大学大学院博士課程、米国ワシントン州立大学臨床病理学レジデント課程修了、東京慈恵会医科大学外科学講座主任教授、同大学理事、米国ウィスコンシン大学客員教授などを歴任。専門分野は消化器外科一般で、消化性潰瘍の治療と発がん、逆流性食道炎の病態と外科治療、胃切除術後の機能障害などの研究を重ねる。著書・共著に、『胃手術後の100日レシピ』（女子栄養大学出版部）、『最新 胃を切った人の後遺症』（協和企画）など。

●栄養指導・献立・栄養価計算

金原桜子（きんぱら・おうこ）

管理栄養士、料理家。1997年東京家政大学短期大学部栄養科卒業後、病院、高齢者施設に勤務。その後、企業でメニュー開発や料理研究家のアシスタントなどを経て独立。書籍、雑誌、食品メーカーでのレシピ開発や、妊婦から乳幼児までの栄養指導なども行なう。共著に『60歳からの筋活ごはん』『痛風・高尿酸血症の安心ごはん』（ともに女子栄養大学出版部）など。